Dr. med. Artur Wechselberger
Dr. Karin Gruber

Sportverletzungen
Vorbeugen – erkennen – behandeln

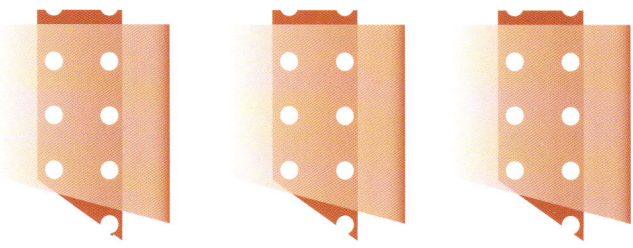

VERLAGSHAUS DER ÄRZTE
GESELLSCHAFT FÜR MEDIENPRODUKTION UND KOMMUNIKATIONSBERATUNG GMBH

ISBN 3-901488-56-1

Umschlag: malanda buchdesign, Andrea Malek, Graz
Satz & Layout: *c/you*, Mag. Martin Schrampf, Großglobnitz
Umschlagfoto: Polar Photo Bank
Fachlektorat: Dr. med. Elisabeth Prelog, Unfallkrankenhaus Kalwang
Zeichnungen: Dr. med. Gerhard Schied, Landesnervenklinik Sigmund Freud, Graz
Projektbetreuung: Mag. Hagen Schaub
Druck & Bindung: Ferdinand Berger & Söhne Ges.m.b.H., 3580 Horn

Printed in Austria

inhalt

4

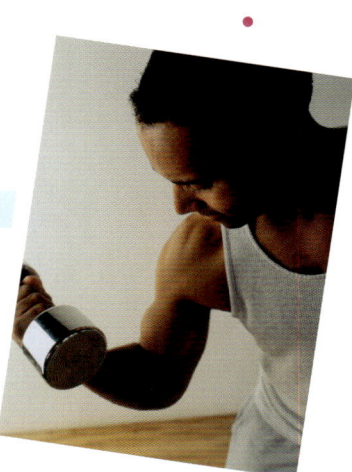

8

Einleitung

Gleich vorweg: Dieses Buch soll niemandem die Freude am Sport nehmen. Ganz im Gegenteil. Trotz Verletzungen, die natürlich passieren können und das auch gar nicht so selten, überwiegen bei weitem die positiven Seiten des Sports. Der Gewinn an Lebensqualität, psychischem und physischem Wohlbefinden bleibt immens. Und der volkswirtschaftliche Nutzen ist auch nicht zu verachten.

Von einigen ausgesprochenen Risikosportarten einmal abgesehen, ist außerdem nicht der Sport an sich das Gefährliche. Meist liegt die Unfallursache vielmehr in mangelnder Technik, Kondition und Ausrüstung sowie übergroßer Risikobereitschaft und Selbstüberschätzung. Sie verursachen die meisten Stürze und Zusammenstöße, die Verletzungen durch Geräte und Ausrüstung, also dass der „Teufel nie schläft", kommt hingegen viel seltener vor. Das gilt vor allem für Hobbysportler. Profisportler bewegen sich hingegen in einem anderen Rahmen. Die Maßstäbe für Spitzenleistungen schrauben sich heute immer mehr nach oben und die Grenzen des menschlichen Körpers werden dann immer öfter überschritten. Und gar nicht so selten muss dann die Chemie helfen, wenn das eigene Leistungsvermögen am Limit angekommen ist (Stichwort Doping).

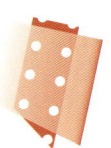

Die Häufigkeit von Sportverletzungen im Breitensport ist beträchtlich. Jeder dritte Freizeitunfall gehört in diese Kategorie. In Österreich zum Beispiel verletzen sich jährlich mehr als 200.000 über 15-jährige Sportler so schwer, dass sie ambulant oder stationär behandelt werden müssen. Nicht einmal ein Drittel davon sind Frauen. Besonders groß ist der männliche Überhang in jüngeren Jahren. Erst im fortgeschrittenen Alter werden die Männer etwas vorsichtiger: Ab 60 nähert sich das Geschlechterverhältnis an. Die meisten Sportverletzungen, die im Krankenhaus behandelt werden müssen, geschehen – in Österreich zumindest – beim alpinen Skilauf: 47.700 waren es im Jahr 2003. An zweiter Stelle steht Fußball (34.800), gefolgt vom Radfahren (22.700) und Snowboarden (17.300). Auch relativ viele Hand-, Volley- oder Basketballer landen im Spital. Darin spiegelt sich zum Teil das den Sportarten eigene Risiko, aber natürlich auch ihre Verbreitung. So gehört der alpine Skilauf mit rund 2,3 Millionen Ausübenden zu den beliebtesten sportlichen Betätigungen in Österreich – von den ausländischen Gästen ganz abgesehen.

Radfahren ist überhaupt der Lieblingssport im Lande, gefolgt von Schwimmen und Wandern. Fußball wird von rund 600.000 Österreichern über 15 in der Freizeit gespielt – mehr oder weniger intensiv, mehr oder weniger gekonnt.

Vor allem beim Skisport und beim Fußball trifft sich die große Verbreitung mit einer hohen relativen Verletzungswahrscheinlichkeit. So wurde in einer österreichischen Untersuchung festgestellt, dass das Risiko einer Verletzung beim Snowboarden bei 48,8 Fällen je 1.000 Sportlern liegt. Beim Fußball kommen statistisch gesehen 47,8 Verletzte auf 1.000 Spieler, beim Reiten sind es 18,2 und beim Pistenskifahren 17,7. Im Verhältnis zu den ausübenden Sportlern passieren beim Wasserspringen und Tauchen sowie bei Flugsportarten wie Paragleiten besonders viele und besonders schwere bis tödliche Unfälle.

Sportverletzungen:

Die am häufigsten betroffenen Körperteile mit Behandlung im Krankenhaus (Österreich 2003)

	Anzahl	Männer (in %)	Frauen (in %)
1. Knie	33.069	70	30
2. Fußgelenk	21.068	67	33
3. Finger	18.247	65	35
4. Handgelenk	16.310	67	33
5. Schulter	12.279	72	28
6. Unterschenkel	12.162	70	30
7. Unterarm	9.704	70	30
8. Kopf/Gehirn	8.734	58	42
9. Oberschenkel	5.924	76	24
10. Oberarm	5.670	57	43

Quelle: Institut „Sicher leben"

Die häufigsten Sportverletzungen sind aber weniger dramatisch und umfassen Verstauchungen und Prellungen. Ausgekegelte Gelenke und Knochenbrüche sind schon viel seltener, auch Band- und Sehnenverletzungen. Allerdings ist beim Skifahren eine auffallende Zunahme von Bandverletzungen festzustellen, wobei vor allem die Knie betroffen sind. Relativ häufig werden auch die Muskeln in Mitleidenschaft gezogen. Recht beträchtlich ist zudem die Anzahl von Zahnverletzungen. Abgesehen von Schmerzen, Beeinträchtigungen von Berufs- und Privatleben und oft auch Leid bringen Sportunfälle beträchtliche

Kosten und Folgekosten mit sich. Schätzungen zufolge war bei etwa 7 % der unfallbedingt Behinderten und bei 10 % der Unfalltoten ein Sportunfall der Auslöser. Leid, Kosten und Folgekosten eines Unfalls spürt nicht nur der Betroffene selbst.

Die Ausgaben für Behandlung und Rehabilitation fallen dabei noch am wenigsten ins Gewicht – sie machen etwa 22 % der Folgekosten aus. Schwerer wiegen die Krankenstände mit 31 % und der Ausfall der beruflichen Produktivität mit 47 % der Kosten. Allein in Österreich summiert sich das auf rund 301 Millionen Euro pro Jahr (2003).

Je nach Sportart sind die durchschnittlichen Verletzungskosten unterschiedlich hoch. Auch in dieser Hinsicht „führt" der alpine Skilauf.

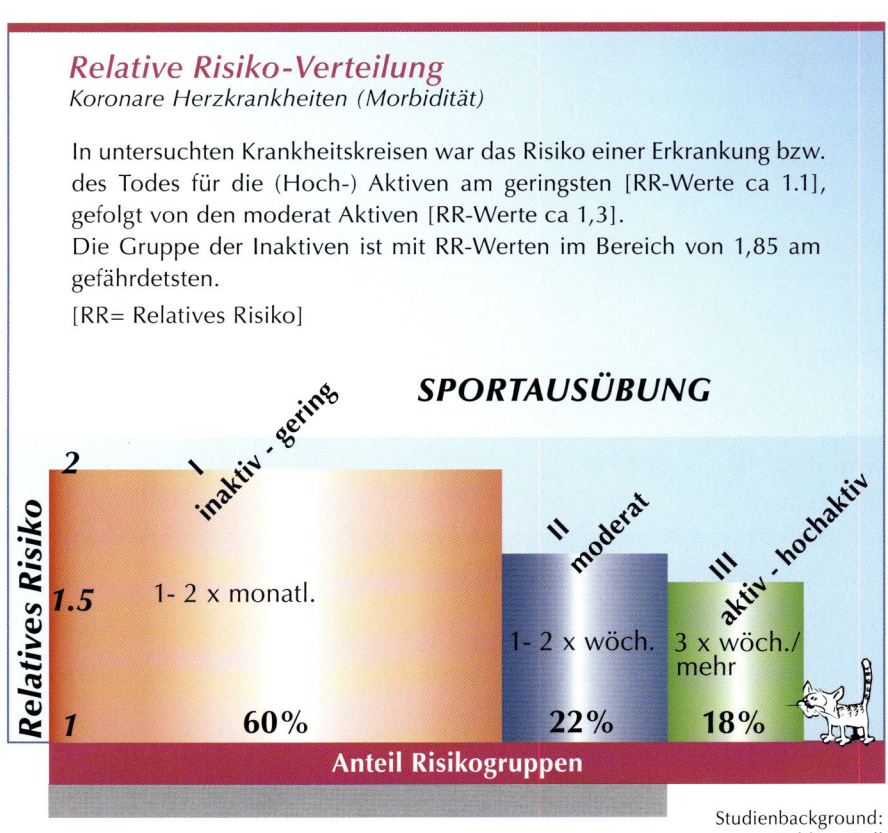

Studienbackground:
- Colditz - Ball
(Powell, Nicholls, Morris)
- Meta

Behandlungs- und Rehabilitationskosten sind in Summe mehr als doppelt so hoch wie bei verletzten Fußballern und lagen im Jahr 2003 bei 22,5 Millionen Euro pro Jahr. Auch Verletzungen bei Radfahrern kommen verhältnismäßig teuer, was unter anderem auf den relativ hohen Anteil von Kopfverletzungen zurückzuführen sein dürfte.

Trotzdem: Der volkswirtschaftliche Nutzen des Sports überwiegt bei weitem. Sport trägt dazu bei, Zivilisations- bzw. Bewegungsmangelkrankheiten wie Übergewicht, Diabetes oder Herz-Kreislauf-Krankheiten zu vermeiden. Im Rahmen einer österreichischen Untersuchung wurde analysiert, ob und wie das Risiko von Diabetes oder Herz-Kreislauf-Erkrankungen mit der Intensität sportlicher Betätigung zusammenhängt.

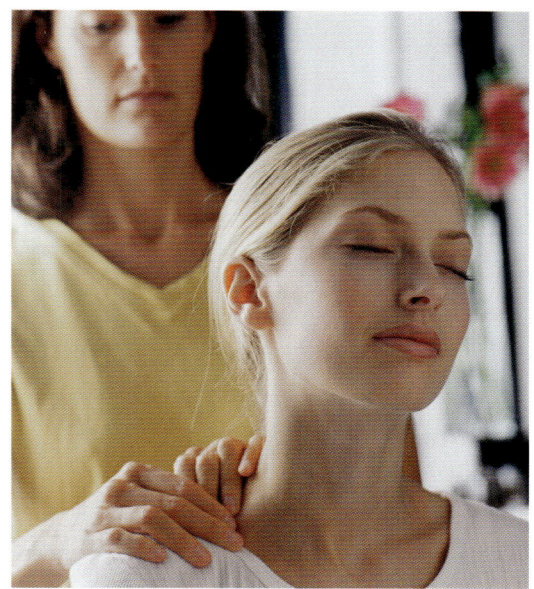

Das Resultat: Je mehr Sport betrieben wird, umso geringer ist die Erkrankungswahrscheinlichkeit. Wer nur ein bis zwei Mal pro Monat sportelt, hat ein um ein Drittel höheres Krankheitsrisiko als jemand, der ein bis zwei Mal in der Woche sportelt. Und wer an mindestens drei Tagen in der Woche ins Schwitzen kommt, verbessert sein Krankheitsrisiko nochmals um ein Drittel. Rein statistisch gesehen. Die Reduzierung des Krankheitsrisikos senkt natürlich auch Krankheitskosten. Berechnungen aus Österreich und der Schweiz zufolge wird durch Sport doppelt so viel an Krankheitskosten eingespart wie für Sportunfälle aufgewendet wird, die im Großen und Ganzen meist weniger gravierend und vor allem nicht chronisch sind wie die durch Bewegungsmangel verursachten Krankheiten. Die dem Sport zu verdankenden Einsparungen im Gesundheitssystem liegen allein in Österreich laut aktuellen Berechnungen bei stolzen 836 Millionen Euro pro Jahr. Wie viel größer könnte der volkswirtschaftliche Nutzen des Sports noch sein, wenn dann auch die vermeidbaren Verletzungen tatsächlich wegfallen würden.

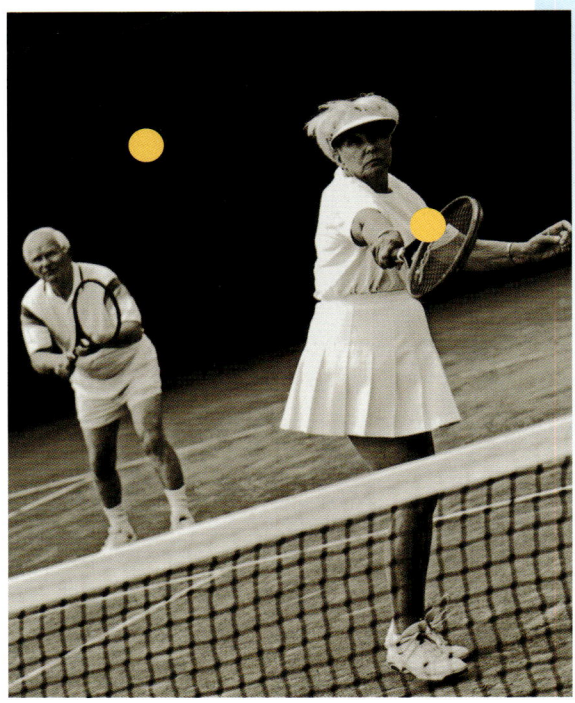

Vorbeugen ist besser als verbinden

So vermeiden Sie Sportverletzungen

1. Ausreichende Grundkondition.

Bestimmte Sportarten sind nur bei ganz bestimmten körperlichen und psychischen Voraussetzungen geeignet. Z.B.: Tauchen, Klettern, Flugsportarten.

2. Nicht überfordern – kein falscher Ehrgeiz – das Leistungsniveau dem Alter anpassen.

Trainieren Sie immer nach Plan: Zeitpunkt, Dauer und Intensität sollten Sie vorher festlegen. Versäumtes kann man nicht durch doppelte Intensität nachholen. Training muss immer von den gegebenen Voraussetzungen ausgehen. Bei Gruppensport oder im Wettkampf lässt man sich leicht von anderen mitreißen und überschreitet dabei nicht selten seine Grenzen. Häufiger Muskelkater ist ein Zeichen der Überforderung.

3. Training der Verfassung anpassen.

Müde, „vergrippt" und unkonzentriert ist man einfach weniger leistungsfähig. Nicht von ungefähr wird beim Skifahren die „letzte Abfahrt" oft zum Verhängnis.

4. Aufwärmen (Warm-up) vor und „Abkühlen" (Cool-down, Ausspielen, Auslaufen) nach dem Sport.

„Kaltstarts" belasten den Organismus ebenso wie abrupte Stopps. So geht's: 5 bis 10 Minuten lang möglichst viele Muskelpartien durchbewegen: Locker und langsam laufen oder auf der Stelle laufen, bücken, den Rumpf drehen, zur Seite beugen, die Arme schwingen und die Beine schütteln. Dehnen gehört auf jeden Fall dazu.

5. Nach dem Training aktiv und passiv regenerieren.

Aktiv: Locker laufen, Rad fahren, schwimmen, stretchen. Passiv: Sauna, Wechselduschen, Massagen, ausreichend Schlaf.

6. Richtige Technik aneignen.

Das gilt für jeden Sport. Aktuelles Beispiel: Carvingski machen es zwar leichter, geschnittene Schwünge zu fahren. Allerdings steigt die Gefahr, zu verkanten, beträchtlich. Besonders gefährlich sind in dieser Hinsicht Sportarten, die man ohnehin zu beherrschen glaubt. Bestes Beispiel: das Schlittenfahren. Dabei passieren aufgrund mangelnder Technik viele schwere Unfälle. Bei vielen Sportarten ist auch das Erlernen einer Falltechnik sinnvoll.

7. Passende, qualitativ geeignete Ausrüstung besorgen.

Die Investition lohnt sich auf alle Fälle. Wartung und Pflege gehören dazu. Auch dieser Aufwand ist es wert.

8. Passende, hochwertige Schutzausrüstung besorgen – und sie auch verwenden.

Dazu zählen je nach Sportart etwa Helme, diverse Protektoren wie Schienbeinschützer, Gonadenschutz, Brillen oder Handschuhe.

9. Sich bei Verletzungen in ärztliche Behandlung begeben, Verletzungen ausheilen lassen.

Manche Sportler bagatellisieren Verletzungen zu lange. Zudem neigen sie zur Ungeduld und glauben manchmal, dass Verletzungen bei ihnen schneller ausheilen als bei weniger Trainierten.

10. Ausgewogen ernähren.

Eine ausgewogene Ernährung mit abwechslungs-
reicher Mischkost ist eine Grundvoraussetzung
nicht nur für Wohlbefinden, sondern auch für
körperliche Leistungsfähigkeit.

11. Ausreichende Flüssigkeitszufuhr, vor allem bei sportlicher Betätigung.

Achtung: Zuckerreiche Getränke und Alkohol
sind keine Durstlöscher. Alkohol und Sport sind
überhaupt eine fatale Mischung, wie dies immer wieder beim Skifahren zu beobachten ist.

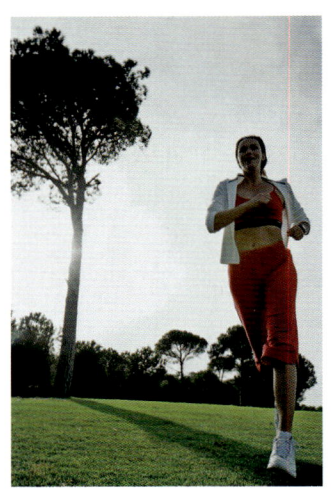

12. Regelmäßig durchchecken lassen.

Nehmen Sie die Vorsorgeuntersuchungsangebote wahr. Zudem sind regelmäßige
Zahnuntersuchungen anzuraten. Schließlich können versteckte Infektionen durch
Bakterien oder Viren – klassisches Beispiel: entzündete Zahnwurzeln – langan-
haltende Entzündungsreize setzen, die auch Sehnen, Bänder oder Gelenke be-
einträchtigen und das Herz schädigen können.

Apropos Herz: Wer bei Ausdauersportarten die Entwicklung seiner Leistungssteigerung nachvollziehen will, sollte auf einen im Handel erhältlichen Herzfre-
quenzmesser zurückgreifen. Denn die Herzfrequenz ist nachweislich der einzige
kontinuierlich nachweisbare Parameter, der über die Fitness eines Menschen
und ihre Veränderung Aussagen erlaubt. Und letztlich ist auch das ein Beitrag
zum Schutz vor Sportverletzungen, die aus mangelnder Fitness oder zu großer
körperlicher Beanspruchung resultieren.

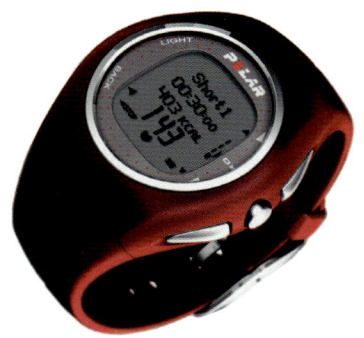

Grundkondition

Für eine gute Grundkondition ist ein ausreichen-
des Training in drei Bereichen erforderlich:

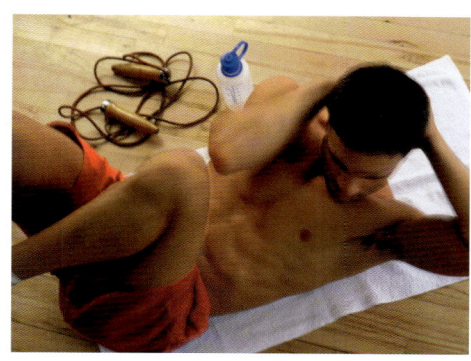

▶ Ausdauer,

▶ Kraft,

▶ Beweglichkeit

Ausdauertraining

Ausdauersport (Laufen, Langlaufen, Schwimmen, Radfahren) hat den höch-
sten Gesundheitswert und ist als Gesundheitsvorsorge die Idealform der
körperlichen Betätigung. Die Leistungsfähigkeit des Herz-Kreislauf-Systems
zeigt sich darin, wie lange man eine körperliche Belastung aushält.

▶ Wie lange und wie oft?

Insgesamt sollten mindestens 90 Minuten pro Woche in Ausdauertraining
investiert werden, wobei der beste Effekt dann erzielt wird, wenn man an
3 Tagen trainiert. Daher sollte man 3-mal mindestens 30 Minuten Ausdauertraining pro Woche anstreben. Der Körper braucht zwischen den Belastungen Pausen.

▶ Wie intensiv?

Der Trainingspuls ist der Wert, den Sie bei Ihrem Training ungefähr einhalten sollten. Dann trainieren sie am effektivsten.

Als Faustregel für den Trainingspuls gilt:

Maximaler Pulsschlag = 220 – Alter

Optimaler Pulsschlag: Maximaler Pulsschlag – Ruhepuls

Individueller Trainingspuls: = 2/3 des optimalen Pulsschlags + Ruhepuls

Beispiel:

Ein vierzigjähriger Sportler mit einem Ruhepuls von 60/min

Maximaler Pulsschlag: 220 – 40 = 180

Optimaler Pulsschlag: 180 – 60 = 120

Individueller Trainingspuls: 80 + 60 = 140
(also 140 Herzschläge pro Minute)

Trainieren Sie so, dass Sie sich während der Belastung gerade noch mit einem anderen unterhalten können!

Wenn Sie nach langer Pause oder erstmals mit sportlichem Training beginnen, empfiehlt sich auf alle Fälle eine sportmedizinische Untersuchung. Sie ist die Basis für eine fundierte Beratung über geeignete Sportarten und das geeignete Trainingsausmaß und damit eine Voraussetzung für die gefahrlose Sportausübung.

Ausdauersportarten

▶ **Laufen:** Praktisch immer und überall möglich, der Materialaufwand ist gering, die Technik nicht schwierig. Es lohnt sich aber auf jeden Fall, seinen Laufstil zu kontrollieren. Dazu genügt die Teilnahme an einigen Lauftreffs oder Laufworkshops.

BITTE BEACHTEN: Die mit dem heutigen Lebensstil verbundene Bewegungsarmut führt häufig zu einer gewissen Schwäche der Muskeln und Bänder. Lauftraining im Übermaß kann daher vor allem zu Knie- und Beckenproblemen führen.

▶ **Nordic Walking:** Besonders geeignet für (noch) völlig Untrainierte und Ältere. Ähnlich geringer Aufwand wie beim Laufen; die Stöcke sollten vor allem bei hartem Boden jedenfalls Gumminoppen aufweisen, um die Schultergelenke zu schonen.

BITTE BEACHTEN: Überzogenes Training kann zu Problemen mit den Hüftgelenken führen. Dasselbe gilt für die Schulter, vor allem wenn schon eine gewisse Vorschädigung besteht.

▶ **Radfahren:** Kein Ausdauersport ist sanfter zu den Gelenken. Balance und Reaktionsschnelligkeit werden gleich mittrainiert. Aber viele sitzen nicht richtig, d.h. stellen Höhe und Position des Sattels nicht richtig ein.

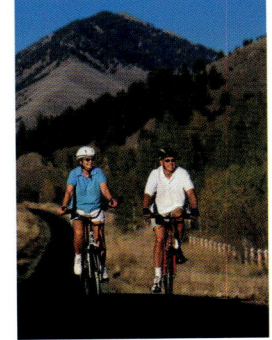

BITTE BEACHTEN: Kniebeschwerden, Rückenprobleme oder Verspannungen können durch eine falsche Sitzposition verstärkt oder ausgelöst werden. Faustregel für die richtige Sitzhöhe: Das rechte

Bein soll gestreckt sein, wenn Sie gerade sitzen und es auf das rechte Pedal in unterster Position stellen. Gute Fahrräder sind außerdem nicht billig, und das Wetter spielt natürlich eine relativ große Rolle. Als Alternative wäre das Ergometer-/Standfahrrad zu nennen.

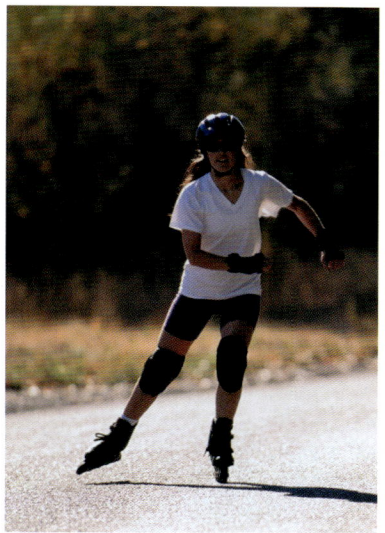

▶ **Inlineskaten:** Für diejenigen, die wegen Knieproblemen nicht laufen sollen und sich nicht gerne auf's Fahrrad setzen, sind Inlineskates eine Möglichkeit des Ausdauertrainings. Allerdings muss dabei nicht nur das Wetter, sondern auch der Untergrund passen.

BITTE BEACHTEN: Ein gewisses Balancegefühl und Koordination sind Voraussetzung. Zudem sollten Protektoren angezogen werden.

▶ **Langlaufen:** Langlaufen kann eine besonders gelungene Kombination von Ausdauertraining und Naturerlebnis sein.

BITTE BEACHTEN: Wenn Langlaufen die einzige Ausdauersportart ist, die man betreibt und das vielleicht auch noch ausschließlich im Winterurlaub, dann kommt es mit großer Wahrscheinlichkeit zu Überlastungen. Eine gute Vorbereitung für das Langlaufen wäre etwa das Inlineskaten.

▶ **Schwimmen:** Schwimmen ist eine sehr gute Möglichkeit, um Ausdauer zu trainieren – wenn man es richtig kann.

BITTE BEACHTEN: Relativ wenige Freizeitsportler beherrschen die Schwimmtechnik so weit, dass sich dieser Sport als Ausdauersport für sie eignet. Die Mitgliedschaft in einem Schwimmverein kann helfen.

Krafttraining

Der heutige vorwiegend sitzende Lebensstil bringt häufig Schwächen der Muskulatur mit sich, wobei vor allem Bauch- und Rückenmuskeln betroffen sind. In der Folge wird die Wirbelsäule zu sehr belastet. Auch die richtige Körperhaltung erfordert Kraft, daher geht es beim grundlegenden Krafttraining um die so genannte Kraftausdauer.

▶ Ein richtiges Krafttraining erfordert nicht unbedingt Hanteln und Gewichte.

▶ Eine gute Möglichkeit, Kraftausdauer zu trainieren, sind Funktionsgymnastik und Zirkeltraining.

▶ Wiederholtes 5 bis 10 Sekunden langes Drücken der wichtigsten Muskelgruppen gegen einen Widerstand mit mindestens 70 % der Muskelkraft stoppt den Verlust an Muskelmenge und Muskelkraft.

Beweglichkeit

Beweglichkeit macht die anderen Leistungen des Körpers erst möglich. Sie ist die Voraussetzung dafür, dass Arme, Beine und Wirbelsäule ihren vollen „Aktionsradius" auch ausschöpfen können.

Beim Training der Beweglichkeit spielt das Dehnen ein zentrale Rolle, aber auch Schwunggymnastik und Mobilisationsübungen.

Dehnungsübungen

Dehnungsübungen der Muskeln sollen am Beginn (nach dem Aufwärmen!) und am Ende jeder sportlichen Tätigkeit stehen. Dabei ist zu beachten:

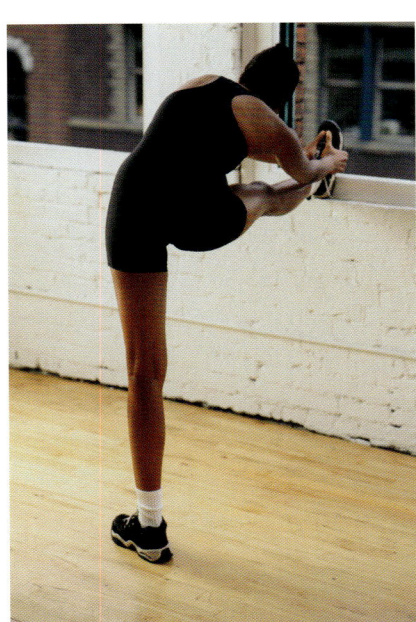

▶ Langsam und genau durchführen, bis ein Ziehen spürbar ist.

▶ Nicht mit Schwung bewegen oder wippen.

▶ Den Spannungszustand 10 bis 15 Sekunden halten.

▶ Die Dehnungen 2- bis 3-mal wiederholen.

▶ Nie unter Schmerzen dehnen.

Ernährung & Sport

Da beim Leistungssportler der individuelle Kalorien-, Elektrolyt- und Spurenstoffbedarf stark von der Sportart und der erbrachten Leistung abhängt, können hier nur Durchschnittswerte für den Freizeitsportler angegeben werden. Intensives Training und Leistungssport erfordern eine individuelle Beratung, die den Rahmen dieses Buches sprengen würde.

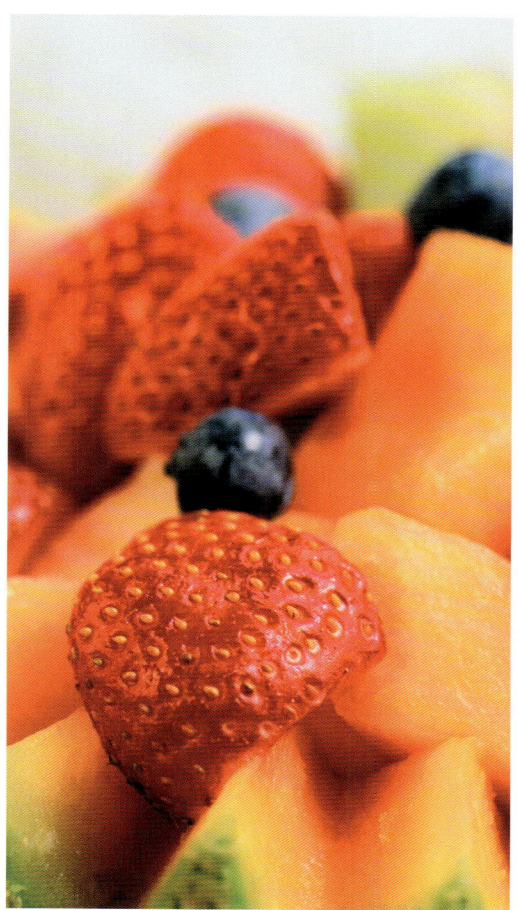

Richtige Ernährung und Normalgewicht stellen eine wesentliche Grundlage für Wohlbefinden und Gesunderhaltung dar. Eine ausgeglichene Bilanz zwischen zugeführten Kalorien und Verbrauch des Körpers bilden die Grundlage dafür, dass es zu keinen überflüssigen Fettablagerungen kommt.

Die richtige Zusammensetzung der Mahlzeiten, also ein ausgewogenes Verhältnis zwischen den Energieträgern (Kohlenhydrate, Eiweiße und Fette) und die ausreichende Zufuhr an Vitaminen, Ballast-, Mineral- und anderen Spurenstoffen, garantiert ein Funktionieren des menschlichen Stoffwechsels.

Ernährungsgrundsätze

▶ Um Ausdauerleistungen erbringen zu können, soll die Nahrung reich an komplexen Kohlenhydraten, d.h. Brot, Nudeln, Kartoffeln und Reis, sein.

▶ Bei einer fettarmen, abwechslungsreichen Ernährung mit viel Obst und Gemüse ist keine spezielle zusätzliche „Sportnahrung" notwendig.

▶ Ausreichende Flüssigkeitszufuhr ist wichtig und auch während der Ausübung im Ausdauersport nötig.

▶ Tee, Fruchtsäfte und Wasser müssen nicht unbedingt durch spezielle „Sportgetränke" ersetzt werden.

▶ Unmittelbar vor dem Sport keine größeren Mahlzeiten zu sich nehmen, sondern etwa drei Stunden vorher ein kohlenhydratreiches Essen. Es sollte nicht zu fett sein, weil das „schwer" im Magen liegt.

▶ Auch nach dem Sport sind Kohlenhydrate für den Körper besser als Fett. Speckbrot und Wienerschnitzel sind also nicht das Wahre. Auch mit dem Genuss von Alkohol wartet man besser, bis der Flüssigkeitshaushalt mit Wasser oder verdünnten Fruchtsäften wieder aufgefüllt ist.

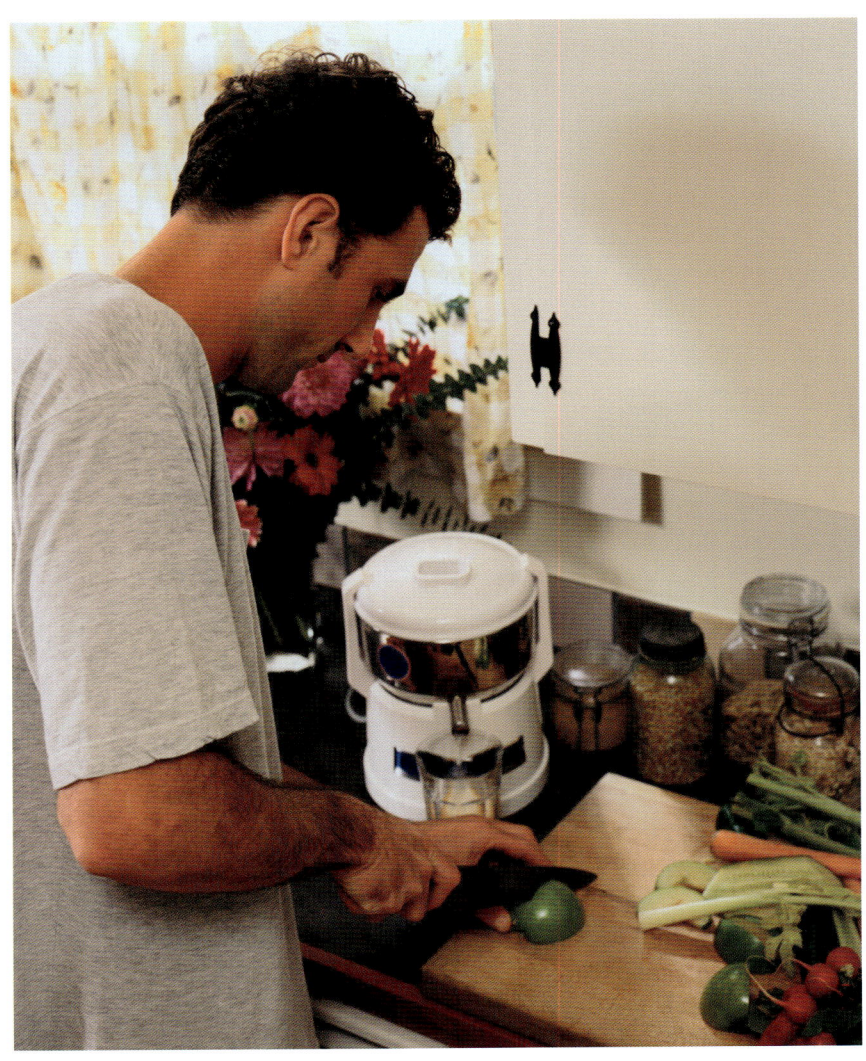

Safer Sports

Fußball

▶ Ausgewogenes Training das ganze Jahr über für die konditionellen Komponenten Ausdauer, Kraft, Schnelligkeit und Schnelligkeitsausdauer (Fähigkeit, längere Zeit die maximale Geschwindigkeit zu schaffen).

▶ Technik und Taktik üben, das heißt sehr häufig Technik-Übungen mit dem Ball und spielerisches Verhalten individuell und in der Gruppe durch Übungen mit und ohne Ball.

▶ Aufwärmen vor Training und Spiel, wobei das Dehnen der Muskeln besonders wichtig ist. Nach dem Dehnen wieder vorsichtig in Spannung bringen (tonisieren).

▶ Die Ausrüstung, also Schuhe und Hosen, den jeweiligen Platzverhältnissen anpassen, d.h. zum Beispiel lange Hosen für Kunstrasen. Schienbeinschützer sind obligat.

▶ Platz gut warten, alle Linien gut sichtbar machen, mobile Tore sicher verankern, Tornetze kontrollieren und sicher befestigen, Bälle entsprechend aufpumpen.

▶ Fairplay ist oberstes Gebot, Härte dosieren und Körpereinsatz nach den Regeln. Weder vom Gegner noch von Zuschauern provozieren lassen.

▶ Schiedsrichterentscheidungen als Tatsachenentscheidungen akzeptieren, das schont die Nerven.

Siehe auch:

www.sicherleben.at

www.bso.at

www.bfu.ch

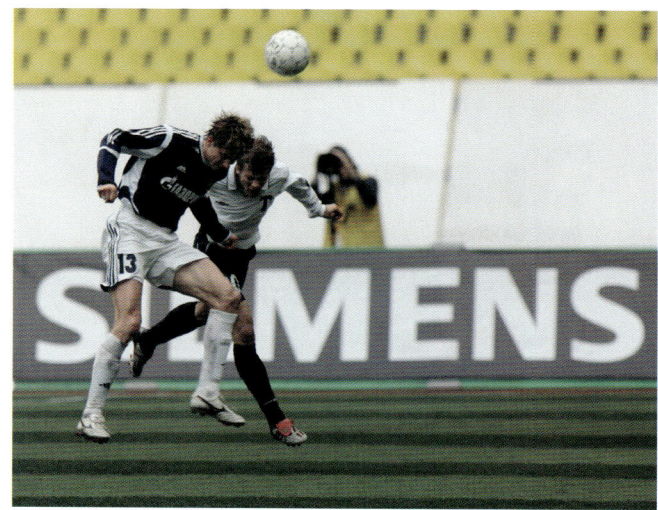

Skisport

▶ Abgesehen von einer ausreichenden Grundkondition empfiehlt sich eine Skigymnastik ab Herbst. So sind Sie nicht nur sicherer auf der Piste und abseits davon unterwegs, es macht auch mehr Spaß.

▶ Eigentlich selbstverständlich: Lawinenwarnungen beachten.

▶ Es muss nicht die teuerste Ausrüstung sein, aber eine gute und vor allem dem Können angepasste. Unverzichtbar: die richtige Einstellung und Wartung der Bindung.

▶ Während des Skifahrens sollten Sie auf Alkohol verzichten.

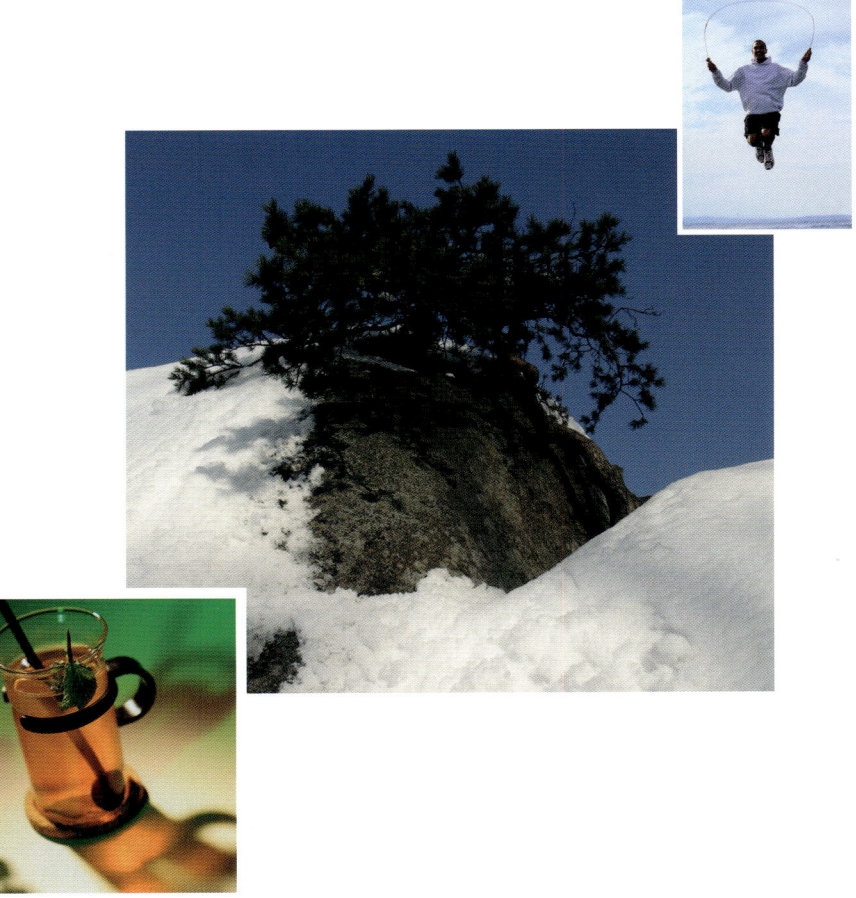

Die 10 Pistenregeln des Internationalen Skiverbands FIS:

1. Rücksicht auf die anderen: Jeder Skifahrer (damit sind alle gemeint, die die Piste bevölkern, egal ob auf zwei oder einem wie auch immer gestaltetem Brett oder Ähnlichem) muss sich stets so verhalten, dass er keinen anderen gefährdet oder schädigt.

2. Beherrschung der Geschwindigkeit und der Fahrweise: Jeder Skifahrer muss auf Sicht fahren. Er muss seine Geschwindigkeit und seine Fahrweise seinem Können und den Gelände-, Schnee- und Witterungsverhältnissen sowie der Verkehrsdichte anpassen.

3. Wahl der Fahrspur: Der von hinten kommende Skifahrer muss seine Fahrspur so wählen, dass er den vor ihm fahrenden Skifahrer nicht gefährdet.

4. Überholen: Überholt werden darf von oben oder unten, von rechts oder links, aber immer nur mit einem Abstand, der dem überholten Skifahrer für alle seine Bewegungen genügend Raum lässt.

5. Einfahren, anfahren und hangaufwärts fahren: Jeder Skifahrer, der in eine Abfahrt einfahren, nach einem Halt wieder anfahren oder hangaufwärts schwingen oder fahren will, muss sich nach oben und unten vergewissern, dass er dies ohne Gefahr für sich und andere tun kann. (Der von oben Kommende hat aber keinen Vorrang.)

6. Anhalten: Jeder Skifahrer muss es vermeiden, sich ohne Not an engen oder unübersichtlichen Stellen einer Abfahrt aufzuhalten. Ein gestürzter Skifahrer muss eine solche Stelle so schnell wie möglich freimachen.

7. Auf- und Abstieg: Ein Skifahrer, der aufsteigt oder zu Fuß absteigt, muss den Rand der Abfahrtsstrecke benutzen.

8. Beachten der Zeichen: Jeder Skifahrer muss die Markierungen und Signale beachten.

9. Verhalten bei Unfällen: Erste Hilfe zu leisten ist auch auf der Piste Pflicht, Rettungsdienste müssen bei Bedarf alarmiert werden.

10. Ausweispflicht: Jeder Skifahrer, ob Zeuge oder Beteiligter, ob verantwortlich oder nicht, muss bei einem Unfall seine Personalien angeben.

Siehe auch:

www.oesv.at

www.sicherleben.at

www.bso.at

www.bfu.ch

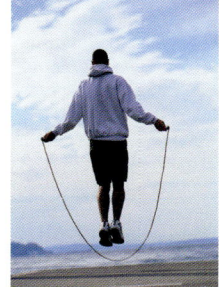

Radfahren

▶ Die erste Frage ist, für welchen Zweck man das Fahrrad verwenden will. So kann ein Stadtrad, Treckingrad, Crossrad oder Mountainbike das richtige sein. Es muss nicht das teuerste Modell sein, aber Qualität ist beim Fahrrad besonders wichtig. Reparaturen können ziemlich teuer kommen, Mängel schwere Unfälle verursachen. Ohne Probefahrt kein Kauf.

▶ Nur ein gut gepflegtes und ausreichend gewartetes Fahrrad ist ein gutes Fahrrad. Einmal pro Jahr sollte ein professionelles Service durchgeführt und dabei die Einstellung der Schaltung, der Bremsen, der Naben-, Lenk- und Tretlager überprüft werden, weiters Rahmen, Gabel, Speichenspannung, Reifen, Kette, Bremsbeläge, Seilzüge und Lichtanlage.

▶ Worauf ständig zu achten ist: ausreichender Luftdruck in den Reifen, reinigen, Kette sparsam mit Kettenöl versehen, Kontrolle der Schnellspannhebel der Laufräder – sie müssen fest sitzen, die Sattelstütze darf nicht über die entsprechende Markierung herausgezogen werden, die Bremsen sollten nach einer Viertel Kurbelumdrehung ansprechen, Alulenker sollen nach fünf Jahren oder nach einem stärkeren Aufprall ausgetauscht werden, die Schaltungskette möglichst nach 2.000 km Fahrt.

▶ Hochwertigen und gut sitzenden Helm verwenden, damit er bei einem Sturz nicht verrutscht: harte Außenschale, Riemen mit der Schale fix verbunden, Luftschlitze mit Gittern, zumindest zum Teil reflektierende Oberfläche, wenig Gewicht, das Hörvermögen nicht beeinträchtigend.

▶ Beleuchtung und Reflektoren sind wichtige Sicherheitselemente, auch helle Kleidung kann die Sicherheit wesentlich erhöhen.

▶ Kinder gehören auf einen entsprechenden Kindersitz hinten am Fahrrad. Auch für kurze Strecken die Gurte schließen. Auch Kinder brauchen einen Helm.

▶ Im städtischen Verkehr sind Abstandhalter auf der rechten Seite zu empfehlen. Einerseits um fahrende Autos besser in sicherer Entfernung halten zu können, andererseits um selbst nicht zu nahe an parkenden Autos vorbei zu fahren. Zusammenstöße mit aufgehenden Autotüren sind relativ häufig.

▶ Auch für Radfahrer gelten die Verkehrsregeln – und im freien Gelände die Regeln des Fairplay.

Siehe auch:

www.vcoe.at

www.fahrrad.co.at

www.argus.or.at

www.sicherleben.at

www.bso.at

www.bfu.ch

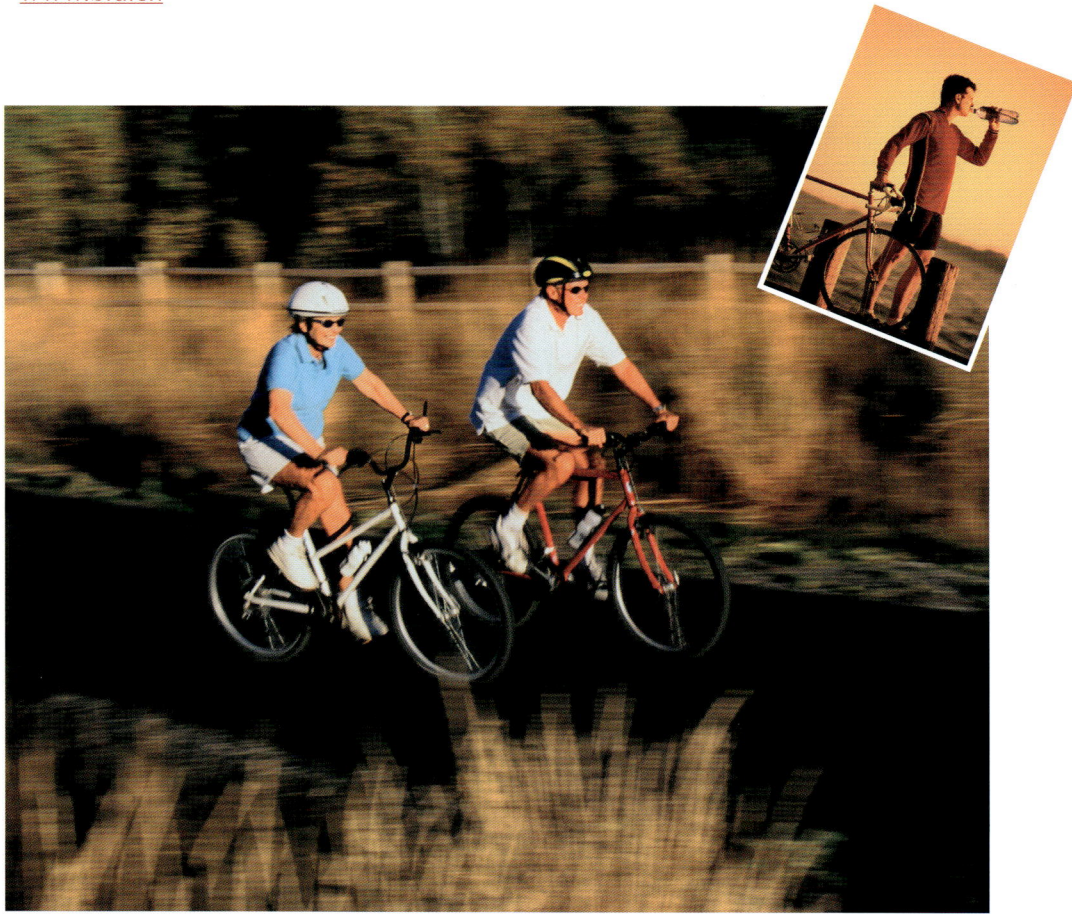

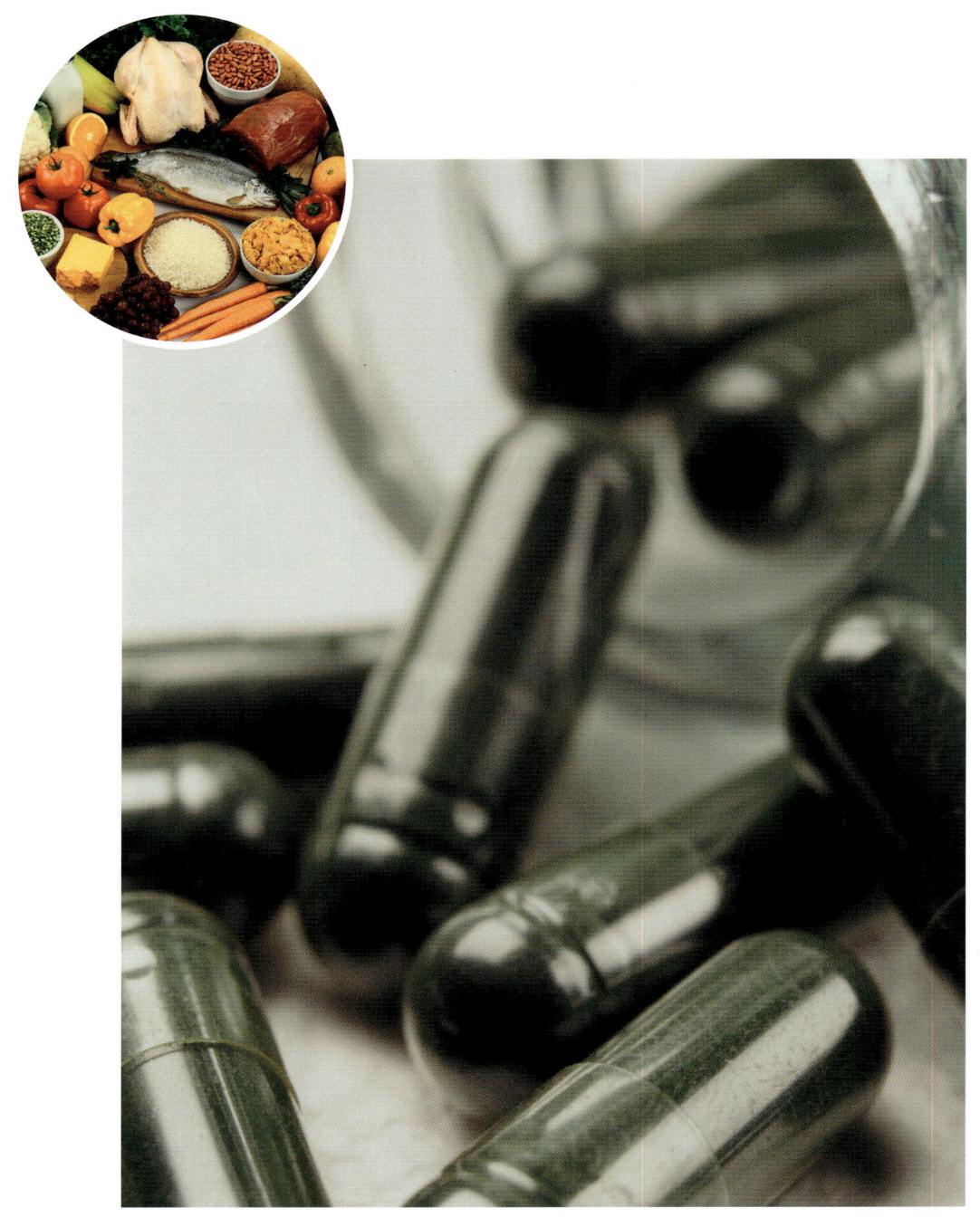

Doping – unfair und gesundheitsschädlich

Die Einnahme verbotener leistungssteigernder Substanzen oder die Anwendung unerlaubter leistungssteigernder Methoden ist nicht nur eine Verletzung der sportlichen Fairness. Vielmehr gefährdet Doping auch die Gesundheit des Sportlers. Die gesundheitsschädigende Wirkung tritt häufig nicht nur während der Anwendung von Dopingmitteln und den folgenden Wettkämpfen auf. Oft kommt es darüber hinaus zu lebenslangen Gesundheitsschäden.

Im weltweiten Anti-Doping-Code wird eine Reihe weiterer Gründe für das Dopingverbot genannt, da Doping dem Sinn von Sport gleich in mehrfacher Hinsicht widerspricht. Denn Sport ist untrennbar mit Ethik, Fairness, Ehrlichkeit, Charakter, Erziehung, Spaß und Freude verbunden und all das lässt sich mit einer unerlaubten Leistungssteigerung nicht vereinbaren.

In der Dopingliste werden jene Substanzen und Methoden angeführt, deren Einsatz im Sport verboten ist. Dabei kann dieses Verbot generell für den Wettkampfsport oder eingeschränkt für einige bestimmte Sportarten gelten.

Nun gibt es aber eine Reihe von gängigen und oft auch bei banalen Erkrankungen eingesetzte und zum Teil rezeptfreie Medikamente mit Substanzen, die unter das Dopingverbot fallen. Hier ist es die Aufgabe der Sporttreibenden, sich zu vergewissern, dass jedes Medikament oder jedes sonstige Präparat, das er einnimmt, keine verbotenen Substanzen enthält. Dazu ist es empfehlenswert, den Rat eines Sportarztes einzuholen, um Konflikte mit den Dopingbestimmungen zu vermeiden.

In Österreich ist das ÖSTERREICHISCHE ANTI-DOPING-COMITÉ mit der Umsetzung der Europäischen Anti-Doping-Konvention betraut. Auf seiner Homepage (www.oeadc.or.at) ist die aktuelle Dopingliste abrufbar.

Vom Malheur zur Heilung

Ob Prellungen, Verstauchungen, Muskelfaserrisse, Bandverletzungen oder Knochenbrüche – Sportverletzungen ohne offene Wunden haben häufig ein ähnliches Erscheinungsbild mit Schmerzen, Schwellungen und eingeschränkter Funktion. Um welche Verletzung es sich dabei wirklich handelt, lässt sich am Unfallort nur selten genau erkennen.

Nichtsdestoweniger gilt es, rasch und richtig zu handeln. Je früher die entsprechenden Sofortmaßnahmen gesetzt werden, umso eher wird es gelingen, Schwellungen, Entzündungsreaktionen und Schmerzen zu bremsen. Damit werden nicht nur die Beschwerden verringert, sondern in vielen Fällen auch Folgeschäden verhindert. Wie bei jedem Unfall ist es natürlich auch bei Sportverletzungen wichtig, dass die Helfer möglichst gelassen bleiben und überlegt handeln – um letztlich auch den Verletzten zu beruhigen.

Erste Hilfe

Bei der Erstversorgung geschlossener Verletzungen geht man am besten nach der einfachen und leicht zu merkenden PECH-Regel vor, deren Bezeichnung sich aus den Anfangsbuchstaben der vier notwendigen Schritte zusammensetzt.

PECH-REGEL

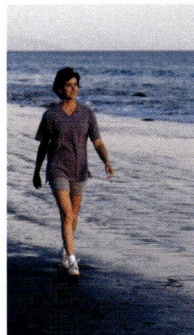

Pause: Nach der Verletzung nicht weiter belasten, auch wenn es mit dem berühmten Zähnezusammenbeißen noch ginge. Damit nicht noch mehr passiert, heißt es jetzt aufhören und den verletzten Körperteil ruhig stellen.

Eis: Kühlung zur Abschwellung und Schmerzstillung. Durch die Kälte ziehen sich die Gefäße zusammen. Blutungen werden verringert, ebenso der Austritt von Gewebsflüssigkeit, die Schmerzempfindung wird gedämpft.

Compression: Leichter Druckverband, um eine weitere Schwellung zu vermeiden und Nachblutungen zu verringern. Er darf aber nicht zu fest sein. Wenn es „kribbelt" oder sich die Haut um den Verband dunkel verfärbt, sofort lockern.

Hochlagerung: Dadurch bildet sich die Schwellung rascher zurück, weil das Blut besser abfließen kann.

Bei offenen Wunden und Blutungen gilt es, mit der Ersten Hilfe den Blutverlust zu reduzieren und das Eindringen von Keimen in die Wunde zu verhindern. Bei kleinen Wunden und Abschürfungen reicht ein Heftpflaster. Größere Läsionen, besonders wenn sie stärker bluten, sollten mit einer keimfreien Mullkompresse abgedeckt und diese mit einer Mullbinde fixiert werden. Um Blutungen sicher zu stillen und um die Ausbildung von Blutergüssen zu verhindern, kann zusätzlich ein Druckverband mit einer elastischen Binde angelegt werden.

Spritzende arterielle Blutungen erfordern rasches Eingreifen. Dabei hilft oft nur ein Fingerdruck – am besten geschützt durch eine sterile Mullkompresse – auf das blutende Gefäß. Liegt die Blutung an Armen oder Beinen, ist es häufig notwendig, die Gliedmaße abzubinden. Um Dauerschäden zu vermeiden, darf diese nur für maximal 20 Minuten geschlossen bleiben. Die verletzte Extremität sollte hochgelagert werden.

SERVICE-NUMMERN

Österreich:
Rettung: 144 oder 112
Ärztefunkdienst: 141
Bergrettungsdienst: 140
Deutschland:
Rettung: 112 oder 192 22
Bergrettung / Flugrettung: 192 22

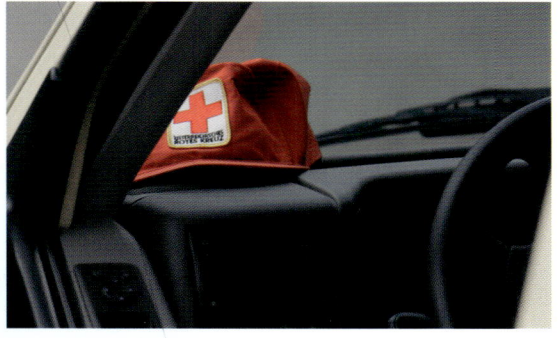

Geben sie klare Antworten auf die Fragen der Rettungsleitstelle! Je klarer die Antworten, desto genauer kann die Leitstelle die richtigen Rettungsmaßnahmen einleiten.

Viele Leitstellen geben auch telefonische Anleitungen zur Fortsetzung der Ersten Hilfe, bis die Rettungsdienste eintreffen.

Bei **Bewusstlosigkeit** können die Erstmaßnahmen lebensrettend sein. Die richtige Durchführung erfordert eine entsprechende Schulung – ein Erste-Hilfe-Kurs ist daher jedem dringend zu empfehlen, ob Sportler oder nicht.

MASSNAHMEN BEI BEWUSSTLOSIGKEIT

▶ **Atmung und Kreislauf sind vorhanden:**
   1. Ansprechen, berühren, leichter Schmerzreiz.
   Reagiert der Veletzte nicht, sofort die Rettung rufen – wenn möglich,
   durch einen zweiten Helfer.
   2. Den Verletzten in die stabile Seitenlage bringen.
   3. Atemwege freimachen und freihalten.

▶ Dazu Atemstillstand (Kreislauf vorhanden):
   Beatmung (Mund-zu-Mund oder Mund-zu-Nase)

▶ Dazu Kreislaufstillstand: Herz-Lungen-Wiederbelebung = Beatmung
   (2 x) und Herzmassage (15 x). Automatischen Defibrillator einsetzen,
   wenn vorhanden.

Ruhigstellung

Provisorische Ruhigstellung und Schienung

Das Dreieckstuch ist ein Platz sparender und weit einsetzbarer Behelf, um
besonders die Arme und die Schultern ruhig zu stellen. Neben behelfs-
mäßigen Schienungen mit gerade vorhandenen Gegenständen wie z.B.
Skistöcken, Kurzski oder Brettern, die nach entsprechender Polsterung
verletzte Beine oder den Rücken ruhig stellen können, sind es besonders
Pneumo- oder Vakuumschienen, die neben einer schmerzstillenden Ruhigstellung für den Transport die Entwicklung von Folgeschäden verhindern.

Therapeutische Ruhigstellung

Besonders bei Brüchen und Verstauchungen sowie nach Verrenkungen aber
auch bei Überlastungssyndromen und Zerrungen ist die Ruhigstellung ein we-
sentlicher Teil der Behandlung.

Steifverbände aus Gips oder Kunststoff („Casts") haben lange Tradition. Allerdings hat sich gerade in der Sportmedizin gezeigt, dass diese Formen der
Ruhigstellung oft mit einer starken Rückbildung der Muskulatur (Atrophie)
und Versteifungen der betroffenen Gelenke einhergehen. Dadurch wird eine
lange und intensive Rehabilitation und Remobilisation notwendig. Daher gibt
es seit etwa 20 Jahren den Trend, die absolute Ruhigstellung so kurz wie
möglich zu halten und durch funktionelle Verbände zu ergänzen bzw. zu

ersetzen. Diese Verbände ermöglichen Bewegungen in einem gewissen Ausmaß, sodass sich die Muskeln weniger zurückbilden und die Gelenke weniger versteifen. Wichtige Vertreter der **funktionellen Verbände** sind zum Beispiel die Orthesen (z.B. Aircast-Schiene bei Sprunggelenksverletzungen), die bis zu einem gewissen Schweregrad der Verletzung den Steifverband ersetzen und je nach klinischen Erfordernissen Stützung und Entlastung bei gleichzeitig eingeschränkt möglicher Gelenksbewegung bieten. Sie sollen jedoch nur so lange getragen werden wie vom Arzt verordnet, um den Körper nicht zu sehr an die Unterstützung zu gewöhnen.

Eine weitere und sehr verbreitete Form der teilweisen Immobilisierung ist der **Tapeverband**. Dabei werden Klebebänder so um den lädierten Körperteil gewickelt, dass Gelenke stabilisiert und Sehnen oder Muskeln unterstützt und geschützt werden. An der Muskulatur werden Zerrungen, Überdehnungen, Faser- und Muskeleinrisse mit Tapeverbänden versorgt. Bei Bänder- und Kapselverletzungen, Zerrungen und isolierten Einrissen kommen Tapeverbände ebenso zum Einsatz wie im Bereich der Sehnen und Sehnenscheiden bei Zerrungen, Entzündungen und Überlastungssyndromen. Tapeverbände sind aber aufgrund von Hautreizungen durch den Pflasterklebstoff und nicht durchführbarer Hygienemaßnahmen oft nur zeitlich begrenzt einsetzbar.

Tapeverbände werden neben der Therapie und der Rehabilitation auch vorbeugend eingesetzt, um z.B. bei Ballsportarten einzelne Fingergelenke vor Verletzungen zu schützen. Ein Tapeverband muss aber fachgerecht angelegt werden. Wer das für sich in Betracht zieht, sollt sich daher unbedingt vom Arzt beraten und „einschulen" lassen. Falsch angelegte Tapeverbände können nämlich nicht nur falsche Bewegungen zulassen oder gewünschte Bewegungen hemmen, sie können auch Schäden verursachen, wenn sie zu sehr einschnüren.

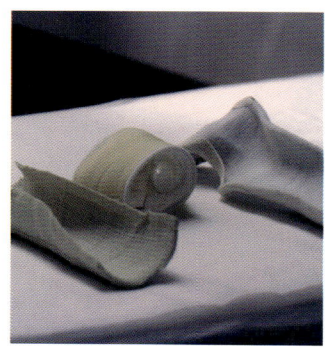

Eine nahezu klassische Methode des funktionellen Verbandes stellt die **elastische Bandage** dar, die neben einer teilweisen Ruhigstellung auch noch durch ihre Kompressionswirkung gegen Bluterguss und Lymphstau wirkt. Im Fachhandel sind verschiedene Fertigbandagen erhältlich, z.B. für Sprunggelenk, Knie, Handgelenk, Ellenbogen, Schulter. Die ideale elastische Bandage muss die für die betroffene Gliedmaße richtige Breite haben und so anschmiegsam sein, dass sie auch ohne Probleme über Gelenke, wie z.B. das Sprunggelenk, geführt werden kann. Eine elastische Bandage sollte immer von körperfern (Finger-Hand-Grenze oder Zehen-Fuß-Grenze) nach körpernah angelegt werden. Straffe Bandagen, die nur über Ellbogen oder Kniegelenk gebunden werden, bergen die Gefahr der Abschnürung und des damit verbundenen Blutstaus bis hin zur Thrombosegefahr in sich.

Salbenverband

Entzündungshemmende und schmerzlindernde Salben können bei Verstauchungen, Verrenkungen und Prellungen den Heilungsverlauf unterstützen. Dick aufgetragen wirken sie besser:

▶ Salbe messerrückendick auftragen.

▶ Darüber ein Stückchen nassen Stoff – das ist wichtig, damit der Stoff der Salbe nicht die Flüssigkeit entzieht, die gebraucht wird, damit sie in die Haut einziehen kann. Alternative zum nassen Stoff: Frischhaltefolie.

▶ Mit elastischer Binde locker umwickeln. Wenn es um den Knöchel oder die Achillessehne geht, tut es auch eine Socke.

Kalt und warm

Bei verschiedenen Sportverletzungen sind Kälte bzw. Wärme sehr hilfreich – „Thermotherapie" nennen das die Mediziner. Kälteanwendungen sind meist im Akutstadium, also bei frischen Verletzungen, sinnvoll. Wärmeanwendungen sollten erst nach einiger Zeit – etwa ab dem zweiten Tag nach der Verletzung – zum Einsatz kommen. Dabei gibt es sehr feine Unterschiede, je nach Art der Schädigung und je nach individuellen Vorlieben. Was dem einen angenehm ist, empfindet der andere eventuell schon als störend. Wärmebehandlungen werden weiteres in der Rehabilitation, bei chronischen Schädigungen, aber auch in der Prävention angewandt.

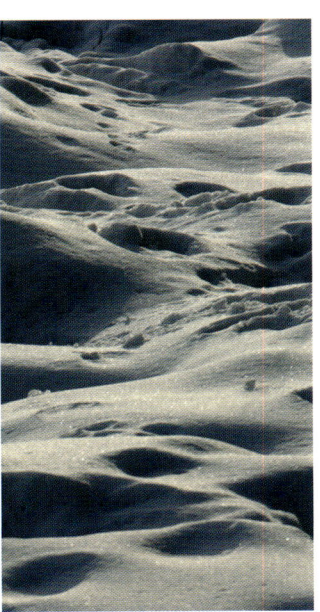

Kälteanwendungen

Kalte Umschläge sind Kälteanwendungen, die über dem Gefrierpunkt liegen. Kälteanwendungen mit Medien, die bis unter den Gefrierpunkt abgekühlt sind, nennt man Kryotherapie.

Allgemeine Effekte von Kälteanwendungen:

▶ Abnahme von Schmerzen: Anstieg der Schmerzschwelle durch eine verminderte Nervenleitgeschwindigkeit.

▶ Verringerung der Schwellung: die zuführenden Blutgefäße ziehen sich zusammen (Vasokonstriktion).

Als das Nonplusultra im Sportbereich gilt derzeit die Hot-Ice-Behandlung. Beim „heißen Eis" handelt es sich eigentlich um 1° Celsius kaltes Wasser. Der Vorteil liegt darin, dass eine regelmäßige Kühlung erreicht wird und das Risiko einer Unterkühlung und der damit anschließenden Überwärmung vermieden wird. Wenn aber die Mittel zur Herstellung von Hot Ice nicht zur Hand sind, was doch relativ häufig der Fall sein wird, kann man sich auch anders behelfen. Besser nicht perfekt gekühlt als gar nicht.

! Achtung bei Eis und Coolpacks aus dem Gefrierfach: Nicht auf die bloße Haut auflegen. Um Unterkühlungen oder gar Erfrierungen zu vermeiden immer ein Tuch dazwischen legen.

▶ **Umschläge mit in kaltem Wasser getränkten Tüchern, idealerweise eine Behandlung mit Hot Ice:** Die Herstellung ist einfach, vorausgesetzt, es sind Eiswürfel zur Hand: Etwa 30 Eiswürfel kommen in 2 Liter Wasser. Wenn sie sich aufgelöst haben, ist die richtige Temperatur erreicht. Hot-Ice-Behandlung: Elastische Binden werden in das kalte Wasser gelegt und dann um den betroffenen Körperteil gewickelt. Immer wieder mit frischem Hot Ice abkühlen.

▶ **Eisbeutel/Eisbrei/Schneebeutel:** Eis zerkleinern und in einen Plastikbeutel füllen bzw. im Winter Schnee verwenden. Ein Tuch auf die schmerzende Stelle und darüber den Eis- bzw. Schneebeutel legen. Eventuell leicht mit einer Binde fixieren.

▶ **Eismassage:** Dabei werden kurze Kältereize gesetzt. Besonders günstig vor Bewegungsübungen. Mit einem Stück Eis wird wiederholt (ca. 5 Minuten lang) über die schmerzende und geschwollene Stelle gestrichen. Sehr praktisch: Eis am Stiel. Kleine Becher halb mit Wasser füllen, ein Stückchen Holz o.Ä. hineinstellen und das Ganze ins Tiefkühlfach stellen.

▶ **Kältespray:** Kältesprays können leicht zu Erfrierungen der Haut führen und sollten daher nur von geübten Helfern angewendet werden. Zur Vorsicht empfiehlt es sich, das Spray nicht direkt auf die Haut aufzubringen, sondern auf ein Tuch und das aufzulegen.

▶ **Kältepackungen (Cool Packs):** Die im Fachhandel erhältlichen Packungen eignen sich meist auch für Wärmeanwendungen. Dementsprechend werden sie entweder in den Kühlschrank bzw. in das Gefrierfach oder in heißes Wasser gelegt. Es empfiehlt sich, für den Fall des Falles zwei davon im Haus zu haben. Legt man sie in das Gefrierfach, dürfen sie auf keinen Fall direkt auf die Haut gelegt werden, sondern auf ein Tuch.

▶ **Kurze Kaltwasseranwendungen** z.B. bei Verbrennungen: Den verletzten Körperteil in kaltes Wasser tauchen oder unter kaltes Fließwasser halten.

Dauer der Anwendung bei Schwellung und Schmerzen: im Allgemeinen 5 bis 15 Minuten. Mehrmals täglich wiederholen. Die Anwendung soll immer als angenehm empfunden werden.

Kühlende Packungen beim Duschen nicht abnehmen, um eine Erwärmung zu vermeiden.

Haupteinsatzgebiete von Kälteanwendungen:

▶ Akute Schmerzlinderung besonders bei Zerrungen, Verstauchungen und Prellungen.

▶ Behandlung von Schwellungen (Bluterguss, Ödem).

▶ Zur rascheren Gelenkmobilisation und muskulären Kräftigung.

Weniger als Erstmaßnahme, sondern zur weiteren, zwischenzeitlichen und unterstützenden Behandlung oder bei leichteren Beeinträchtigungen sind eine Reihe weiterer Mittel geeignet, die eine angenehm kühlende Wirkung entfalten:

▶ Alkoholische Einreibungen (Franzbranntwein, Arnikatinktur usw.),

▶ kühlende Gels.

▶ Ein Topfenwickel (Quarkwickel) kühlt nicht nur, sondern wirkt auch entzündungshemmend: Normaler Topfen (Quark) wird etwa zentimeterdick aufgestrichen, mit Frischhaltefolie überwickelt und locker mit einer elastischen Binde befestigt. Mehrmals am Tag wiederholen und/oder gleich die ganze Nacht belassen.

Wärmeanwendungen

Die allgemeine Wirkung von Wärmeanwendungen:

▶ Örtliche Verbesserung der Durchblutung,

▶ Entspannung durch Senkung der Muskeltonus, d.h. der Muskelspannung,

▶ Krampflösung,

▶ Schmerzlinderung,

▶ psychische Entspannung.

Anwendungsdauer: 5 bis 20 Minuten.

Wärmeanwendungen können aber in bestimmten Fällen zu einer Verschlechterung der Symptome führen, vor allem bei vorgeschädigten oder abgenutzten Gelenken.

Wärmeanwendungen erfolgen unter anderem als:

▶ **Heiße Rolle:** Frotteetücher mit heißem Wasser tränken und auf die schmerzende Stelle legen.

▶ **Packungen** (Fango, Parafango, Moor, Heublumen usw.): Meist werden Wärmepackungen im Rahmen einer Physiotherapie in Fachinstituten durchgeführt. Für den Hausgebrauch gibt es auch wiederverwendbare fertige Packungen, die im Backrohr gewärmt werden.

▶ **Wärmelampe** (Rotlicht, Infrarotlicht): Bei chronischen Beschwerden ist die Anschaffung einer Wärmelampe durchaus zu empfehlen. Sie ist im Fachhandel erhältlich und leistet auch bei Erkältungen mit Kopfschmerzen gute Dienste.

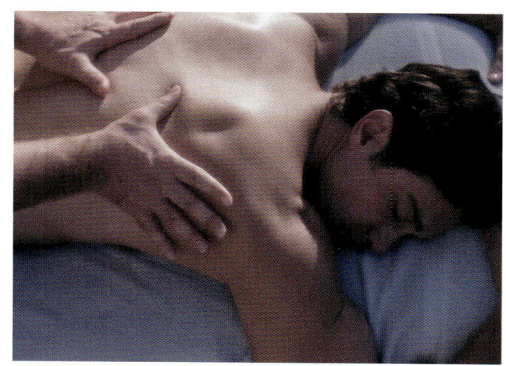

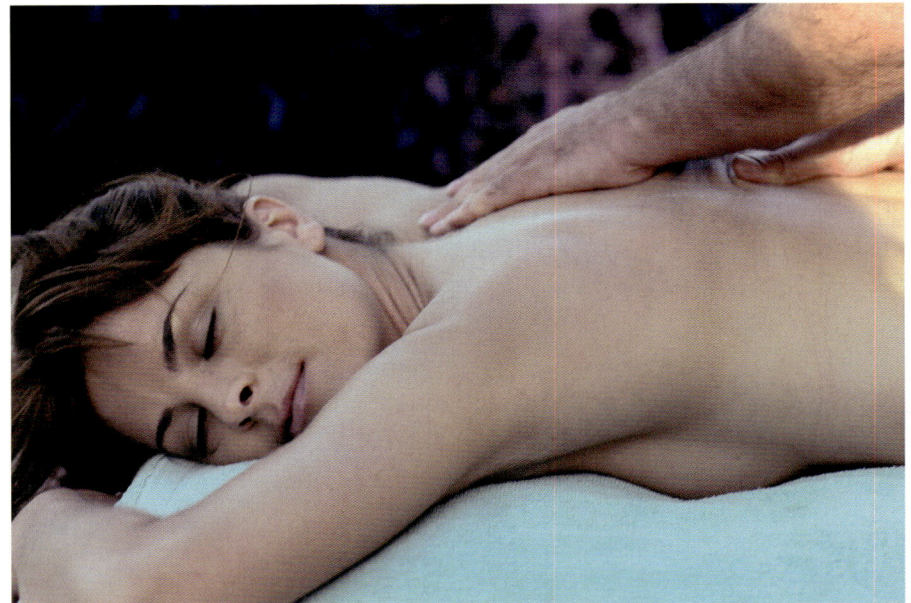

Physiotherapie

Die Bedeutung der Physiotherapie in der Behandlung einer Sportverletzung kann gar nicht hoch genug eingeschätzt werden. Im Prinzip arbeitet die Physiotherapie mit gezielten Reizen, die den Heilungsprozess anregen und unterstützen. Dabei kommen zahlreiche passive und aktive Maßnahmen zum Einsatz.

Zu den **passiven Methoden** gehören die schon in der Akutbehandlung von Sportverletzungen im Mittelpunkt stehenden Kälteanwendungen, ebenso die breit einsetzbare Wärmebehandlung. Bäder oder Hydrotherapie werden vor allem bei größeren Verletzungen eingesetzt. Unter den passiven Methoden finden sich weiters Heilverfahren mit sehr langer Tradition wie zum Beispiel die Massage, bei der zahlreiche Techniken praktiziert werden. Zu ihren Wirkungen zählt nicht nur die Entspannung und Lockerung der Muskeln, sondern auch der Psyche. Einen großen Einsatzbereich hat auch die Elektrotherapie, bei der im Wesentlichen elektrische Energie, also Strom, eingesetzt wird, um Nervenfasern anzuregen. Die Anwendung niederer Frequenzen ist als „Strom" durchaus spürbar („Reizstrombehandlung") und dient dazu, Muskeln zu aktivieren oder die Schmerzschwelle herabzusetzen. Mit höheren Frequenzen im Mikrowellenbereich können tiefere Körperregionen gezielt erwärmt werden. Einen ähnlichen Effekt erzielt man mit Ultraschallbehandlungen.

Einige der aktiven Methoden, die auch unter „Heilgymnastik" oder mobilisierende Physiotherapie zusammengefasst werden, haben ebenfalls eine sehr lange Tradition. Die Manuelle Therapie oder Chirotherapie zum Beispiel gehört zu den ältesten Verfahren der Heilkunde überhaupt. Damit können Funktionsstörungen definiert und korrigiert werden, vor allem an Gelenken. Diese werden in gezielter Art und Weise bewegt und über Reflexe der normalen Funktion näher gebracht. Neueren Ursprungs ist die PNF-Methode oder Propriozeptive Neuromuskuläre Fazilitation. Bestimmte Nervenzellen werden stimuliert, das Zusammenspiel zwischen Nerven und Muskeln verbessert und dadurch die Körperfunktionen. Lockern, Dehnen und Krafttraining – anfangs vor allem isometrische Übungen – sind natürlich zentrale aktive Methoden. Bei bestimmten Verletzungen kann vor allem in der ersten Phase der Rehabilitation eine Bewegungstherapie im Wasser sinnvoll sein. Nicht nur der Auftrieb, sondern auch die Temperatur des Wassers erleichtern die Bewegungen.

Damit es wieder ganz gut wird ...

Begeistere Hobbysportler gelten mitunter als „schwierige" weil ungeduldige Patienten, die möglichst rasch zurück auf die Piste, auf das Spielfeld, in die Mannschaft wollen. Es braucht aber seine Zeit, bis Verletzungen ganz ausgeheilt sind – auch bei Sportlern mit bester Kondition.

Daher sollten unbedingt die folgenden Ratschläge befolgt werden:

▶ Verletzungen ausheilen lassen und sich nicht vorschnell wieder in sportliche Aktivitäten stürzen. Profisportler sind kein Maßstab – sie folgen anderen Regeln bzw. Notwendigkeiten.

▶ Kein eigenes Programm zum Wiederaufbau der Muskeln „entwerfen", sondern mit einem ausgebildeten Physiotherapeuten zusammenarbeiten. Das gilt ganz besonders für die ersten Bewegungsübungen. Falsche Bewegungsmuster sind schnell eingelernt.

▶ Lange Ruhigstellungen haben sich als nachteilig erwiesen. Daher wird ja ohnehin möglichst frühzeitig mit Bewegungsübungen begonnen (Remobilisation).

▶ Für den Wiedereinstieg ins Sportlerleben kann ein mildere Form der Betätigung als die gewohnte sinnvoll sein, z.B. gelenkschonendes Radfahren statt Laufen.

▶ Abgesehen von der Bewegungstherapie können verschiedene andere Methoden der physikalischen Therapie den Heilungsverlauf günstig beeinflussen. Für manche Verletzungen gibt es zwar ein vorgegebenes Behandlungsschema, das muss allerdings immer den individuellen Gegebenheiten angepasst werden. Welche Methoden jeweils zum Einsatz kommen, hängt von mehreren Faktoren ab: Schwere und spezielle Konstellationen der Verletzung, Alter, körperliche Verfassung, Therapieziel und möglicher Zeitaufwand.

Das sollte in jedem Fall vorrätig sein:

Hausapotheke für den Hobbysportler

▶ Entzündungshemmende und schmerzlindernde Salben oder kühlende Gels,

▶ Heilsalbe für kleine Hautdefekte,

▶ kühlende Einreibungen, das sind meist alkoholhaltige Lösungen wie z.B. Franzbranntwein,

▶ elastische Binden,

▶ Schwamm,

▶ Pflaster (Schnellverband),

▶ Desinfektionsmittel,

▶ sterile Kompressen,

▶ Mullbinden,

▶ Blasenpflaster,

▶ sterile Nadeln,

▶ ... und im Kühlschrank: ein Vorrat von Eiswürfeln oder eine oder zwei Kältepackungen.

Sportapotheke für unterwegs

▶ Entzündungshemmende und schmerzlindernde Salben oder kühlende Gels,

▶ elastische Binden,

▶ Schwamm,

▶ Pflaster (Schnellverband),

▶ Desinfektionsmittel,

▶ sterile Kompressen,

▶ Mullbinden,

▶ Blasenpflaster,

▶ sterile Nadeln,

▶ Dreiecktuch,

▶ Aludecke,

▶ kleine Schere.

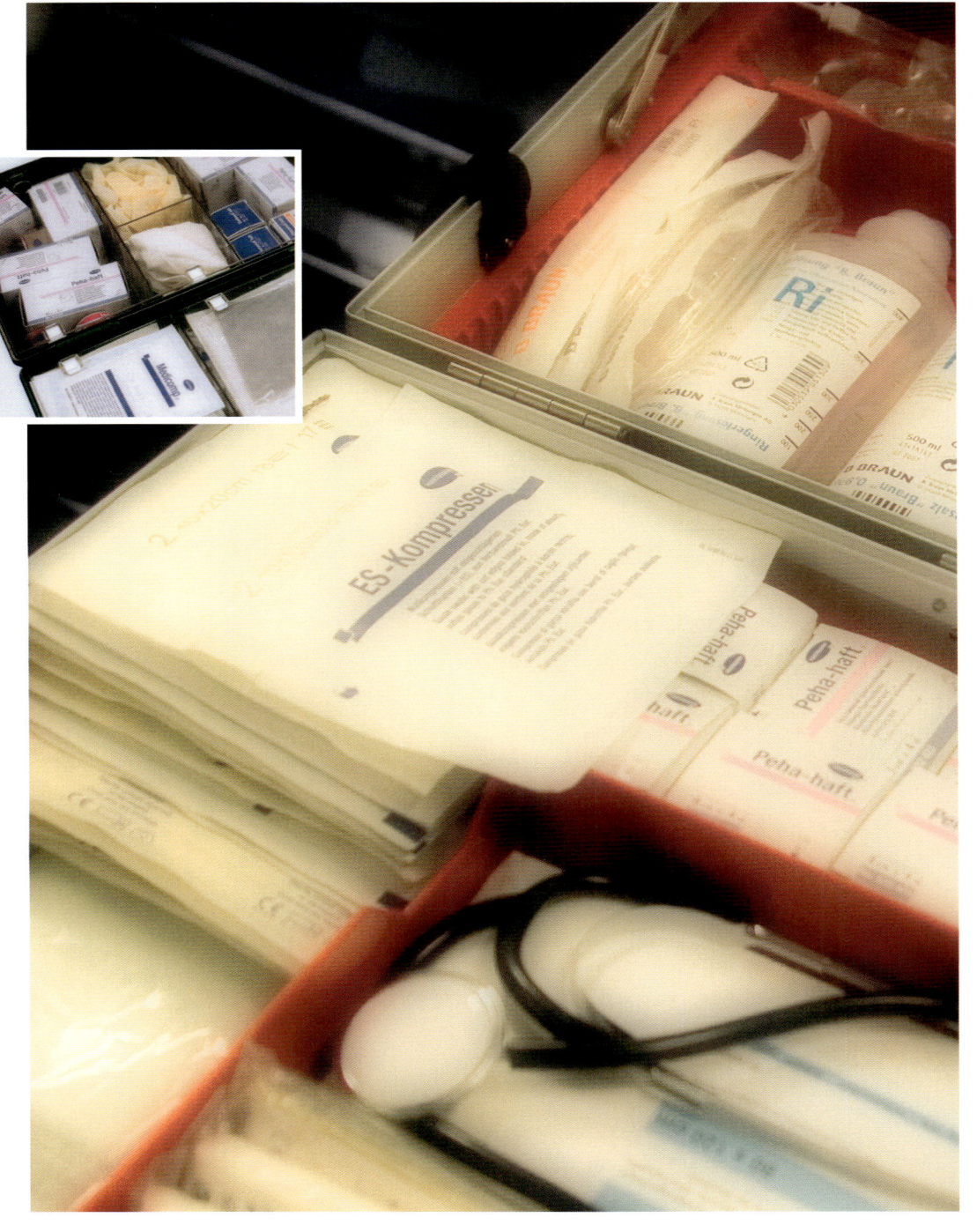

Kleine Blessuren
Auch Bagatellen tun weh - und sind nicht immer harmlos

Blasen

Manche Menschen bekommen sie bei jeder Gelegenheit, andere praktisch nie. Warum das so ist, kann man sich bisher noch nicht ganz erklären. Die Empfindlichkeit der Haut ist eben eine ganz individuelle Angelegenheit.

Jedenfalls treten Blasen auf, wenn die Haut lange Zeit einem ungewohnten Druck oder einer Reibung ausgesetzt ist. Zuerst rötet sich die Stelle, dann lösen sich die beiden oberen Hautschichten voneinander. Es bildet sich ein Hohlraum zwischen Oberhaut und Lederhaut, der sich mit Gewebsflüssigkeit füllt. Wenn Blutgefäße verletzt sind, kann auch Blut dabei sein. Wer jemals Blasen gehabt hat, weiß, dass sie recht schmerzhaft sein können.

Häufig betroffen sind die Hände beim Rudern, Skilanglaufen, Tennis, Turnen, Golf usw. sowie die Füße beim Laufen, Fußballspielen und Wandern. Besonders „berüchtigt" in dieser Hinsicht sind neue Wanderschuhe, die nicht „eingegangen" bei der ersten längeren Benutzung gerne so genannte Marschblasen verursachen.

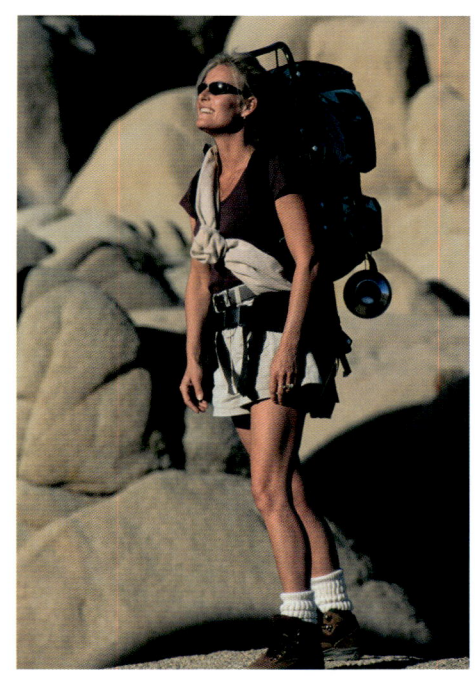

Neben einer längeren, ungewohnten Belastung gibt es eine Reihe anderer blasenfördernder Faktoren. Dazu gehören vor allem schlecht sitzende Schuhe, womöglich noch von minderer Qualität, ungeeignete Socken, die entweder ebenfalls schlecht sitzen oder vom Material her nicht passen. Wer unter Schweißfüßen leidet, wird auch mit großer Wahrscheinlichkeit zu Blasen neigen. Ein unpassender Griff beim Tennisschläger oder die falschen Handschuhe beim Golfen sind ebenfalls hervorragende Voraussetzungen für die Entstehung von Blasen.

Therapie

▶ Rötungen und kleine Blasen mit einem keimfreien Pflaster abdecken.

▶ Größere Blasen können mit einer sterilen Nadel geöffnet und so durch das Abfließen der Gewebsflüssigkeit vom Druck entlastet werden.

Wenn keine sterile Nadel (Einmalspritze o.Ä.) zur Hand ist, kann man zur Not eine Nähnadel verwenden, die man über einer Flamme sterilisiert oder zumindest mit Alkohol desinfiziert.

▶ Am besten sollte das aber durch einen Arzt geschehen, ganz besonders dann, wenn die Blase sehr groß und dazu blutig ist.

▶ Auf jeden Fall sehr auf Sauberkeit achten und die Haut nicht entfernen – sie ist eine gute und keimfreie Abdeckung.

▶ Steriles Pflaster darüber kleben. Wer weiter sporteln will oder muss, kann das Pflaster noch mit Leukoplast oder Tape fixieren.

▶ Oft ist allerdings die Blase bei ihrer Entdeckung schon abgescheuert, sodass der fleischige Blasengrund frei liegt. Hier gilt es durch Desinfektion des Blasengrundes und sterile Abdeckung mit einem Pflaster oder einen Mullverband eine Infektion zu verhindern.

▶ Wenn die Blase nicht mehr nässt und die Ursache ausgeschaltet ist, möglichst ohne Bedeckung lassen.

▶ Eine Trainingspause von 3 bis 4 Tagen unterstützt die Abheilung.

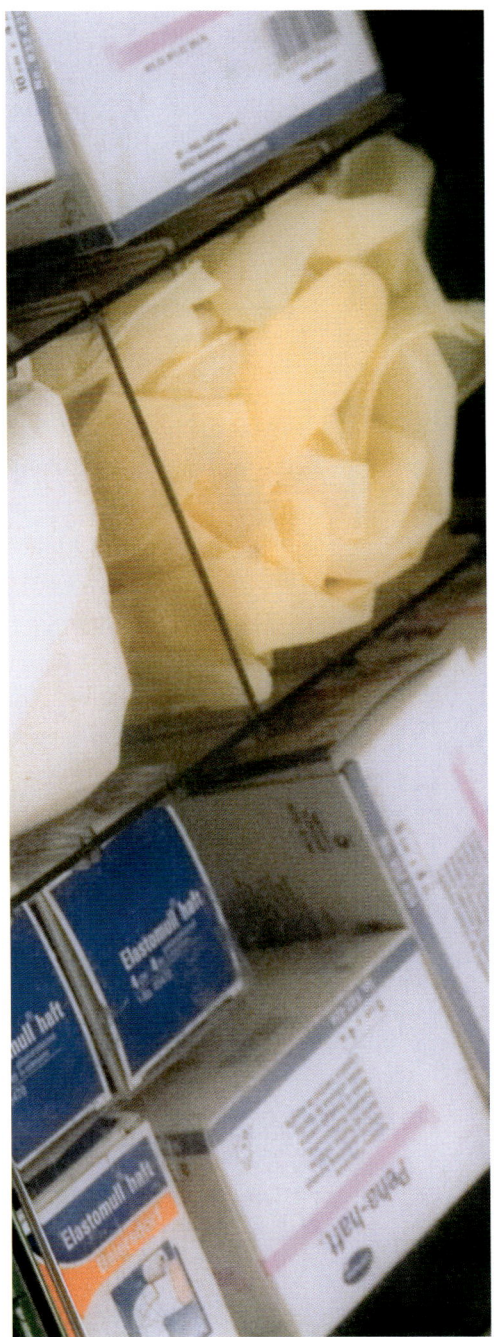

Vorbeugung

▶ Passende Schuhe vor längerer Verwendung „eingehen" und das eventuell feucht (z.B. in taunassem Gras) oder nass oder mit Schuhweichmacher einsprühen.

▶ Schuhe fest genug zubinden.

▶ Gut sitzende Strümpfe und Socken verwenden.

▶ Im Fachhandel werden spezielle Sportsocken angeboten, die Feuchtigkeit von der Haut wegleiten und Verstärkungen an Ferse und Zehen haben. Wenn eine längere Belastung bevorsteht, ist es außerdem günstig, keine frisch gewaschenen Socken zu verwenden.

▶ Generell Hautpflege mit Pflegecremes, vor dem Sport die Füße mit Fußsalbe, Vaseline oder Hirschtalg eincremen. Auch die Socken an „gefährlichen" Stellen innen cremen.

▶ Empfindliche Hautstellen mit nicht rutschendem Pflaster abdecken.

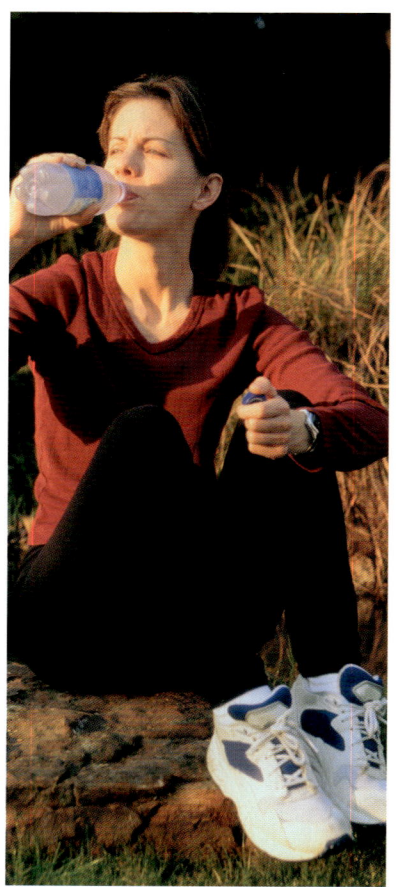

Schürfwunden

Stürze auf hartem Boden, ausrutschen, eine Wand entlang schrammen – das sind die häufigsten Ursachen für Schürfwunden. Und diese wiederum gehören zu den häufigsten Blessuren im Sport.

Die Haut wird oberflächlich abgetragen, die Wunde brennt, nässt und blutet häufig auch leicht. Durch Nässen und Bluten soll das Eindringen von Keimen verhindert werden, weiters wird dadurch der Heilungsprozess eingeleitet. Da die Oberhaut fehlt, liegt die Lederhaut frei und damit die darin befindlichen

Schmerzrezeptoren, was das im Verhältnis zum Schweregrad der Verletzung große Schmerzempfinden erklärt. Oft sind diese Abschürfungen verschmutzt und mit Abrieb der verursachenden Kontaktfläche verunreinigt.

Sie müssen zum Arzt, wenn

▶ der Hautdefekt sehr groß ist,

▶ stark blutet,

▶ stark verschmutzt ist,

▶ nicht klar ist, wie lange die letzte Tetanusimpfung zurückliegt.

Dann ist eine fachgerechte Reinigung, Desinfektion und Wundversorgung erforderlich.

WICHTIG: TETANUS

Jeder Sportler sollte auf seinen Tetanusschutz achten. Alle Verletzungen, die mit einer offenen Wunde einhergehen, sollten daran erinnern, den Impfschutz gegen Tetanusinfektionen, der alle 10 Jahre aufgefrischt werden soll, zu überprüfen.

Therapie

▶ Stärker verschmutzte Schürfwunden mechanisch reinigen: mit einem Mulltupfer oder bei tiefer liegendem grobem Schmutz mit einer sterilen Bürste.

▶ Ausspülen mit Wasser oder besser mit steriler physiologischer Kochsalzlösung oder Desinfektionslösung. Da praktisch immer Fremdkörper in die Wunde eindringen, ist die Spülung mit einem medizinischen Desinfektionsmittel in jedem Fall sinnvoll.

▶ Kleine Hautabschürfungen können mit einem Heft- oder Sprühpflaster abgedeckt oder überhaupt ohne Verband belassen werden. Generell ist es günstig, die Wunde daheim offen zu lassen, damit sie schneller trocknet.

▶ Großflächige und tiefe Abschürfungen werden am besten mit sterilen Mullkompressen so abgedeckt, dass diese nicht mit der Wundfläche verkleben. Täglich wechseln.

▶ Sobald sich über der Wunde eine Kruste gebildet hat, nichts mehr darüber geben. Die Kruste nicht entfernen. Sie ist der beste Schutz für die neue Haut, die sich darunter bildet.

▶ Weil Schürfwunden oberflächlich sind und nur die Oberhaut abgetragen wurde, heilen sie ab, ohne eine Narbe zu hinterlassen.

Bis eine Schürfwunde abgeheilt ist, dauert es je nach Größe und Tiefe einige Tage bis etwa zwei Wochen. Die Haut kann mit einer Pflegecreme anschließend weich gehalten werden.

Wenn die Wunde immer stärker zu schmerzen beginnt, „pocht" und druckempfindlich wird, Schwellungen und Hautrötung auftreten, gehen Sie bitte sofort zum Arzt. Das sind deutliche Anzeichen einer Infektion.

Vorbeugung

▶ Tragen von Schutzkleidung und -ausrüstung (z.B. beim Skateboardfahren, Knieschützer als Tormann beim Fußball usw.)

▶ Beim Trainieren in der Halle lange Hosen tragen.

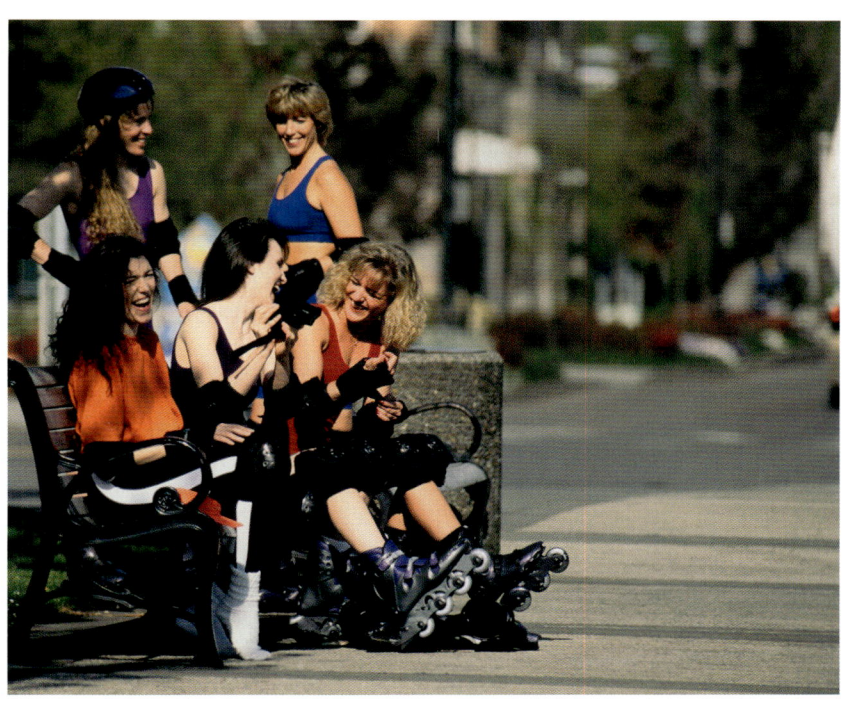

Rissquetschwunden/Platzwunden

Ob beim Zusammenstoß zweier Sportler oder beim Schlag eines Boxers an die Augenbrauen oder Nasenwurzel seines Gegners, ob durch einen Stoß gegen ein Sportgerät oder einen „Treffer" durch einen Schläger oder Ball – die Möglichkeiten, eine Rissquetschwunde zu erleiden, sind vielfältig.

Bei starken Schlägen und Stößen gegen die Haut kann diese besonders an Stellen, an denen sie straff über einen darunter liegenden Knochen gespannt ist, zerreisen und aufplatzen. Da sie durch einen Riss in der Haut entsteht und die Ränder durch das Trauma (Schlag oder Stoß) gequetscht sind, spricht man von einer Rissquetschwunde.

Was tun?

▶ Notfallversorgung: keimfreier Verband, bei starken Blutungen Druckverband sowie Ruhigstellung und womöglich hochlagern.

▶ Die Wunde nicht auswischen, Splitter oder andere Teile nicht selbst zu entfernen versuchen, es könnte zu starken Blutungen kommen.

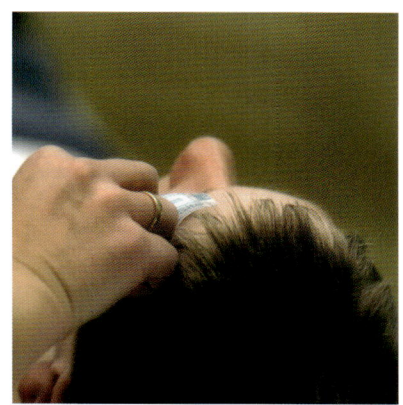

▶ Jede Rissquetschwunde gehört ärztlich behandelt, denn wie bei jeder tieferen Wunde ist das Infektionsrisiko beträchtlich.

Therapie

Die Therpapie besteht in der chirurgischen Wundversorgung. Nur so kann sichergestellt werden, dass die gequetschten, abgestorbenen Wundränder und eventuell eingeschlossene Fremdkörper entfernt und die sauberen und glatten Wundränder genau zusammengebracht und mit Hilfe einer Naht oder eines Klebestreifens verschlossen werden. Und letztlich kann nur so eine Infektion verhindert und die Gefahr einer bleibenden, unschönen Narbe vermindert werden.

Vorbeugung

▶ Tragen von Schutzkleidung und -ausrüstung, z.B. Handschuhe beim Skateboardfahren, Mountainbiken oder Skifahren, Schienbeinschützer beim Fußball.

▶ Umsichtiges Verhalten, das schließt die ausreichende Markierung von Stopp-linien auf Sportflächen oder die Kennzeichnung von Vorsprüngen in Sporthallen mit ein.

Schnittwunden

Ein scharfkantiges Sportgerät wie Ski und Schlittschuhe, aber auch Glasscherben und Konservendosen können Schnittverletzungen verursachen.

Was tun?

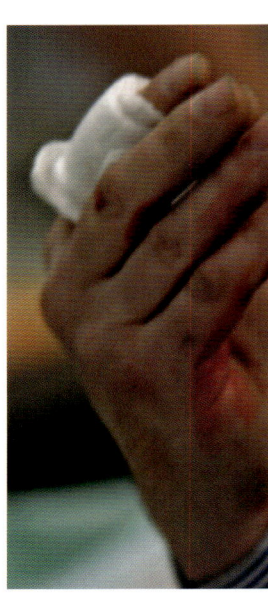

▶ Kleine, oberflächliche Schnittwunden können vom Laien mit einer Desinfektionslösung gereinigt und mit einem keimfreien Verband bzw. Pflaster versorgt werden.

▶ Tiefe und klaffende Wunden gehören nach der Erstversorgung mit einem keimfreien Verband zum Arzt, der den Schnitt auf Verletzung tiefer gelegener Strukturen untersucht, die Wunde reinigt und näht.

▶ Verletzten Körperteil hochlagern.

▶ Die Wunde mit einem sterilen Verband abdecken.

▶ Kommt die Blutung nicht bald zum Stillstand, einen Druckverband anlegen. Liegt die Verletzung am Hals, wird das Verbandsmaterial mit der Hand auf die Wunde gedrückt.

Stichwunden

Reißnägel, Dornen, Nägel, aber auch Äste, Skistöcke und Pfähle sind häufige Ursachen für Stichverletzungen. Ähnlich wie bei Schnittverletzungen verhält es sich mit Stichwunden: Nur kleine, sicher nur oberflächliche Stichverletzungen können selbst versorgt werden. Auf jeden Fall ist bei Stichwunden immer eine Infektionsgefahr gegeben. Bei Stichwunden an der Hand sollte immer ein Arzt aufgesucht werden, da sich hier aus Bagatellverletzungen oft schwere Infektionen bilden können.

Was tun?

▶ Kleine Stichverletzungen: Wunde mit einer Desinfektionslösung reinigen und mit einem keimfreien Pflaster verbinden. Kleine eingedrungene Gegenstände können selbst entfernt werden.

▶ Größere Stichverletzungen: Größere Stichverletzungen, besonders wenn die Tiefe nicht abgeschätzt werden kann, gehören sofort zum Arzt. Die Wunde mit einem sterilen Verband abdecken. Meist bluten Stichwunden nicht sehr stark, sind aber schwierig abzuschätzen, weil Nerven, wichtige Gewebe oder Organe verletzt sein können.

▶ Größere und tiefer eingedrungene Fremdkörper auf keinen Fall selbst entfernen, sondern bis zum Eintreffen beim Arzt im Körper belassen und nur mit einem sterilen Verband abdecken. Durch Entfernen könnten Blutgefäße oder innere Hohlräume geöffnet oder innere Organe verletzt werden.

▶ Der Arzt wird unter Schonung von Blutgefäßen und Nerven, aber auch der inneren Organe die Stichursache entfernen, Begleitverletzungen beurteilen und die Wunde versorgen.

Blauer Nagel

Eine Quetschung, ein Schlag oder auch zu enge Schuhe (vor allem Skischuhe) oder zu lange Nägel können neben heftigen Schmerzen einen Bluterguss unter einem Nagel (Nagelhämatom) verursachen. Häufig passiert das auch, wenn man sich die Finger in einer Türe – besonders häufig beim Auto – einklemmt. Der Nagel verfärbt sich teilweise oder ganz blau. Schon bei leichtem Druck steigt der Schmerz beträchtlich.

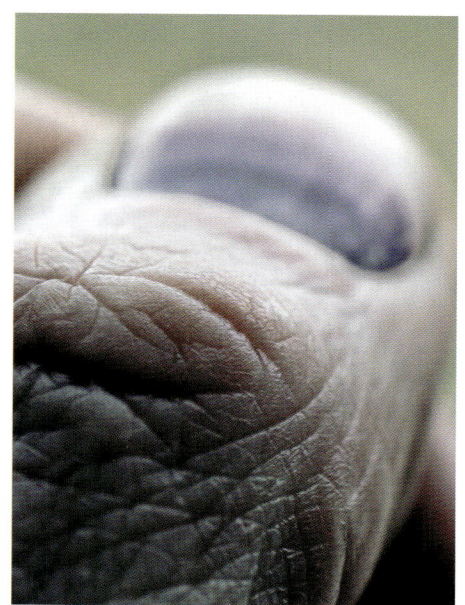

Was tun?

▶ Bei einem kleineren und wenig schmerzhaften Bluterguss sind keine speziellen Maßnahmen erforderlich. Er wird sich mit der Zeit auswachsen.

▶ Ist der Schmerz sehr stark, hilft es, ein kleines Loch in den Nagel zu bohren, damit das Blut abfließen kann. Dadurch lässt der schmerzhafte Druck nach, der sich zwischen Finger bzw. Zehe und Nagel aufgebaut hat. Diese Punktion oder Trepanation, wie Mediziner sagen, kann man unter Umständen selbst mit einer sterilen Kanüle durchführen – freilich, nachdem Nagel und Hände mit einer Desinfektionslösung gereinigt worden sind. Danach muss ein keimfreier Verband angelegt werden.

▶ Am besten überlässt man diese Tätigkeit aber dem Arzt, der für die Punktion auch spezielle Nagelbohrer zur Verfügung hat und für Keimfreiheit sorgt.

▶ Wenn das Hämatom abgeflossen ist, sind die Beschwerden normalerweise vorbei. Manchmal kann allerdings eine zweite Punktion notwendig sein.

Eine Besonderheit, die besonders gerne im Sport auftritt, ist die Ansammlung von Gewebsflüssigkeit (seröse Flüssigkeit) unter dem Nagel der Großzehen. Schlecht sitzendes Schuhwerk oder langes Bergabwärtsgehen verursachen durch wiederholte kleine Schläge gegen den Zehennagel diese letztlich auch durch ihren Druck schmerzhafte Flüssigkeitsansammlung.

Die Entlastung erfolgt durch Trepanation des Zehennagels wie bei einem Nagelhämatom.

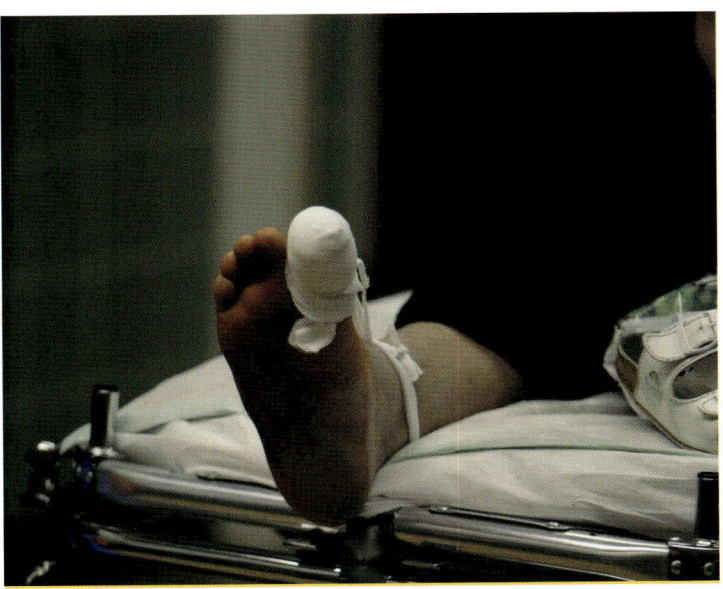

Wundinfektionen

Da sich in unbehandelten Wunden Bakterien ansiedeln können, sollte möglichst früh eine keimfreie Wundbehandlung erfolgen. Infizierte Wunden sind durch Schmerz, Schwellung, Hautrötung und Druckempfindlichkeit und oft eitrigen, schmierigen Belag gekennzeichnet. Häufig spürt man eine Art Pochen an der Stelle. Meist treten die Symptome etwa einen Tag nach der Verletzung auf.

In der Folge können nahe gelegene Lymphknoten anschwellen. Sind die Beine betroffen, schwellen die Lymphknoten in der Leistengegend an und schmerzen. Auf der Haut zeigen sich rote Streifen. Infektionen im Hand- und Armbereich verursachen Lymphdrüsenschwellungen in der Achselhöhle, im Kopf- und Gesichtsbereich sind die Halslymphdrüsen betroffen.

Eine Wundinfektion kann auch auf umgebende unverletzte Hautareale übertreten oder gar eine mit Fieber verbundene Beeinträchtigung des gesamten Organismus verursachen. Hier muss dann unbedingt ärztliche Hilfe in Anspruch genommen werden, um mit antibiotischer Behandlung eingreifen zu können.

Seitenstechen

Dabei handelt es sich zwar nicht um eine Sportverletzung im engeren Sinn. Seitenstechen ist eine manchmal recht schmerzhafte Begleiterscheinung sportlicher Betätigung, die vor allem beim Laufen und da besonders gerne nach einer Mahlzeit auftritt und die meist zum Abbruch zwingt. Warum es eigentlich zu diesen Schmerzen im rechten oder linken Mittel- und Oberbauchbereich kommt, ist bisher nicht ganz geklärt. Theorien dazu gibt es einige. Wahrscheinlich handelt es sich um mechanische Reizungen des Bindegewebes. Auch Veränderungen der Durchblutung im Bauchbereich werden als Ursachen in Erwägung gezogen.

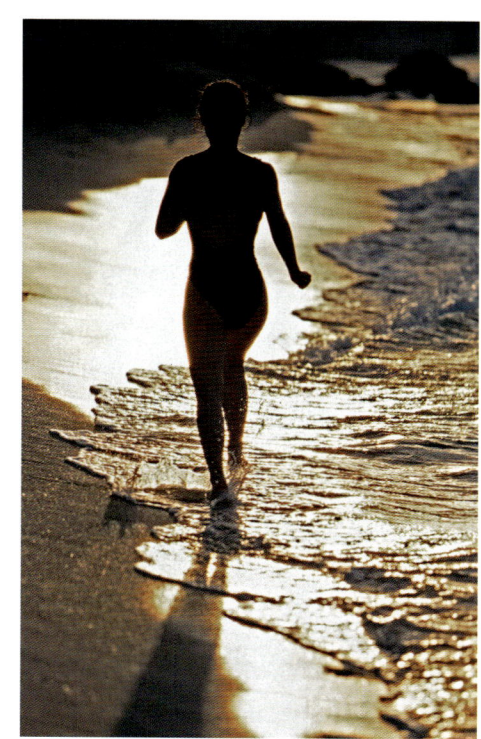

Das hilft gegen Seitenstechen:

▶ Tempo drosseln (geschieht meist ohnehin unfreiwilligerweise).

▶ In den Bauch „hineinatmen".

▶ Gehen und beim Einatmen die Arme hoch, beim Ausatmen Arme und Oberkörper tief.

▶ Anhalten und leicht nach vorne beugen, ruhig atmen und anschließend langsamer weiterlaufen.

Und damit es erst gar nicht passiert:

▶ Vor dem Training Aufwärmen.

▶ Ca. drei Stunden vorher keine schweren Mahlzeiten.

▶ Ruhig und gleichmäßig atmen.

▶ Langsame Leistungssteigerung.

▶ Regelmäßiges Training – keine langen Pausen.

▶ Bauchmuskeln stärken.

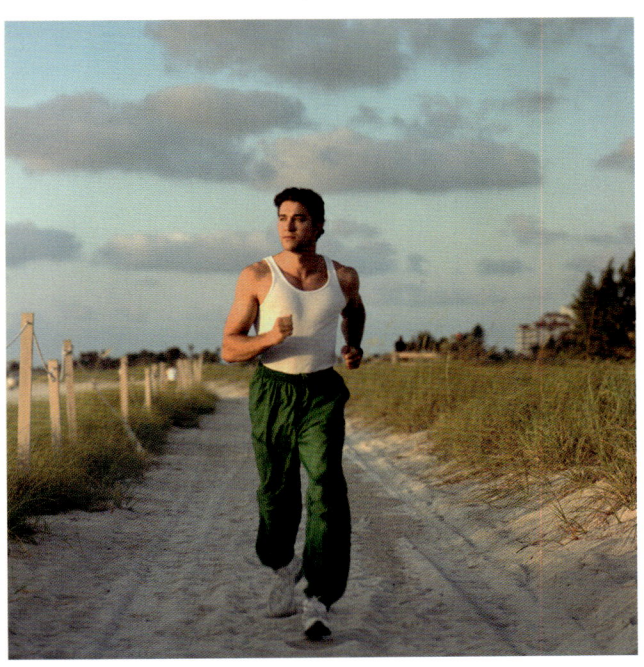

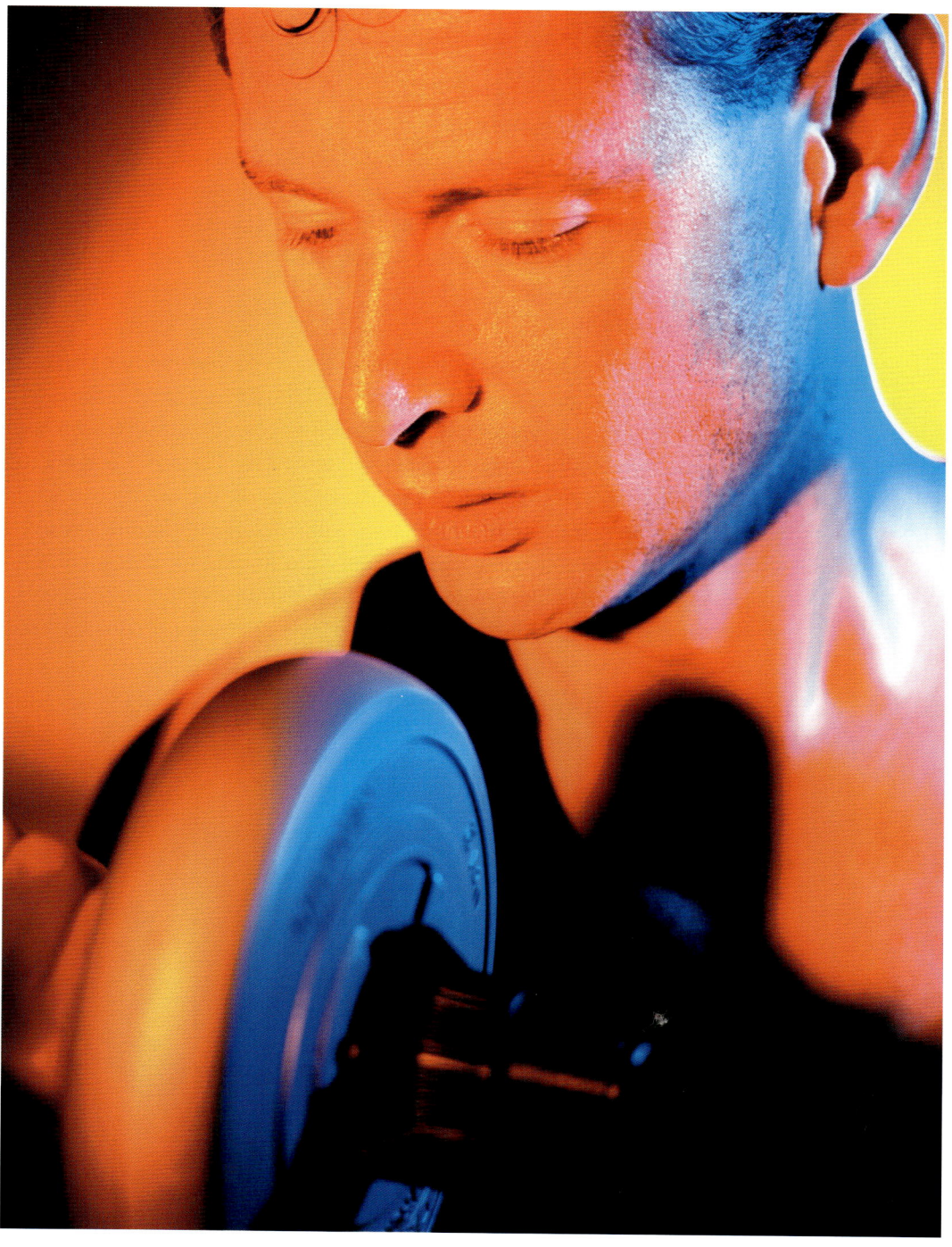

Muskeln

Vom Kater bis zum Riss

Mehr als 600 einzelne Muskeln, die um die 40 % des Körpergewichts ausmachen, versetzen den Körper in Bewegung. Die Skelettmuskulatur hält durch das Zusammenspiel zwischen Bauch- und Rückenmuskeln den Menschen aufrecht, ermöglicht die Bewegung des Brustkorbs zum Ein- und Ausatmen, ist die Grundlage der Bewegung von Armen, Beinen und Kopf. Muskeln lassen Stimmungen im Gesicht „geschrieben stehen", lassen uns mit den Augen zwinkern und lächeln.

Die Grundelemente der Muskeln sind die von Nerven gesteuerten Muskelfasern. Diese bestehen aus einzelnen, langgestreckten Zellen. Die Muskelfasern sind zu Bündeln zusammengefasst, die von Bindegewebe umschlossen sind. Diese Bündel wiederum liegen in einer weiteren Hülle (Faszie) eingebettet – das ist der Muskel. Am Ende geht die Muskelhülle in die an den Knochen fixierte Sehne über. Training macht den Muskelbauch dicker und den Muskel kräftiger. Zu einer Vermehrung der Muskelfasern kommt es aber nicht. Die einzige Ausnahme: das Herz. Muskeln sind zu phantastischen Leistungen fähig, allerdings müssen sie dazu „warm laufen" wie ein Motor. Deshalb ist das Aufwärmen vor dem Sport so wichtig.

Trainingsmangel und Inaktivität hingegen führen zu einer Abnahme der Muskelmasse und der Muskelkraft.

Muskelkater

Wenn ein Muskel überbeansprucht wird, kann er mit Schmerzzuständen – Muskelkater genannt – reagieren. Seinen Namen hat er vom Katarrh, der sich im Lauf der Zeit zum „Kater" entwickelt hat.

Schuld an den Schmerzen sind nicht – wie lange Zeit angenommen wurde – erhöhte Mengen von Milchsäure (Laktat) im Muskel, sondern höchstwahrscheinlich kleinste Verletzungen

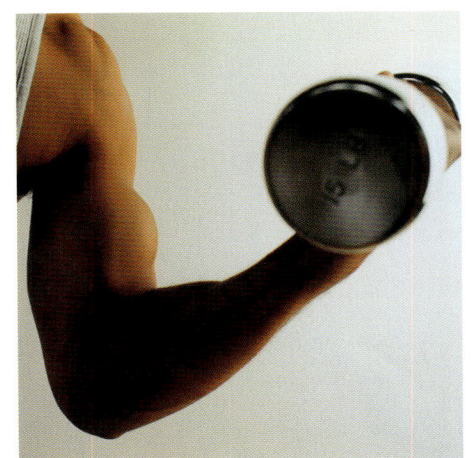

der Muskelzellen bzw. -fasern. Biochemische Abläufe bei der Reparatur dieser Mikroverletzungen, kleinste Schwellungen und zum Teil Entzündungen führen dann zu den als Muskelkater bekannten Schmerzen.

Seine Krallen zeigt er mit Vorliebe nach „wilden" Aktionen trotz schlechter Kondition oder nach längeren bremsenden, nachgebenden Bewegungen wie Bergabgehen oder Bergablaufen. Auch wer sich zu sehr auf Aufwärmsalben verlässt, kann den Kater reizen: Die Muskeln scheinen warm zu sein, sind es aber noch nicht. Man stürzt sich ins Geschehen und überlastet dabei natürlich die Muskulatur.

Symptome

▶ Muskelschmerzen meist am Folgetag nach Überbeanspruchung einer bestimmten Muskelpartie.

▶ Die Muskeln sind druckschmerzempfindlich und tun bei Bewegung weh. In Ruhe lässt der Schmerz bis zur Schmerzfreiheit nach.

▶ Oft lassen sich an den betroffenen Stellen Verhärtungen ertasten.

▶ Ein leichter Muskelkater klingt oft schon nach einem Tag ab, ausgewachsene Muskelkater können mehrere Tage anhalten.

Behandlung

Im Allgemeinen reichen Hausmittel aus.

▶ Ein Muskelkater verschwindet in der Regel von allein, Schäden hinterlässt er nicht. Wenn er immer wieder auftritt, ist das ein Hinweis auf übermäßiges und das heißt schlecht dosiertes Training.

▶ Der natürliche Heilungsprozess kann prinzipiell durch Schonung, aber auch durch leichte Bewegung mit vorsichtigen Dehnungen des betroffenen Muskels unterstützt werden – und das am besten gleich am selben Tag. Nicht zuletzt aus diesem Grund wird immer wieder auf das „Cool down" nach dem Sport hingewiesen.

▶ Lockerungsübungen, leichtes Laufen (auch am Stand unter der warmen Dusche).

▶ Warme Bäder zur Entspannung, angenehm wirken Anti-Rheuma-Zusätze oder eine Handvoll Salz.

▶ Vorsichtige Massagen.

▶ Wechselbäder zur Förderung der Durchblutung (z.B. 3 Minuten warm, 20 Sekunden kalt, 2- bis 3-mal wiederholen).

▶ Zur Förderung der Durchblutung haben sich auch Einreibungen mit entsprechenden Salben oder Arnika bewährt. (Mitunter treten dabei aber Hautirritationen auf.)

Wenn der Muskelkater sich nach 2 bis 3 Tagen nicht wesentlich bessert und bis zum 5. Tag verschwindet, sollte ein Arzt aufgesucht werden. Dann ist meist eine schwere Muskelzerrung oder ein Muskelfaserriss oder gar ein Muskeleinriss die Ursache der anhaltenden Schmerzen.

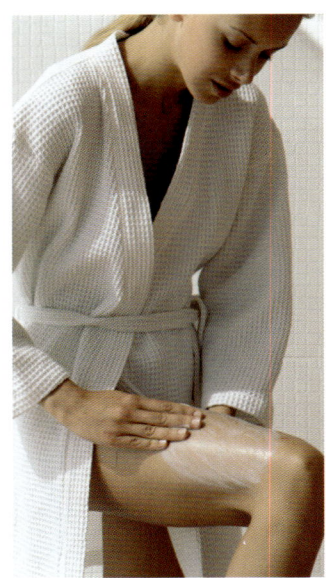

Muskelkrampf

Im Unterschied zum Muskelkater tritt der Muskelkrampf nicht erst einige Stunden nach einer Anstrengung, sondern meist schon während einer großen Belastung auf. Er kann aber auch erst in der Nacht nach dem Training einsetzen. Ausgelöst wird er in den meisten Fällen durch eine Störung des Mineralhaushalts des Muskels. Daher ist die Neigung zu Krämpfen im Sommer generell höher, bedingt durch den Wasser- und Mineralstoffverlust (v.a. Magnesium) beim Schwitzen.

Alles, was die Durchblutung verschlechtert, stört die Versorgung der Muskeln und damit den Mineralstoffhaushalt und fördert somit die Entstehung von Krämpfen. In Frage kommen generelle Durchblutungsstörungen oder abschnürende Kleidung. Schuhe, die zu einer Fehlbelastung und damit zu Muskelanspannungen führen, resultieren ebenfalls in einer schlechten Durchblutung. Bei Überanstrengung kommen zur Anspannung noch winzigste Muskelverletzungen dazu, aufgrund derer sich die Muskeln noch stärker zusammenziehen. Muskelkrämpfe können auch durch Reizungen von Nervenwurzeln infolge von Bandscheibenschäden hervorgerufen werden. Dabei sendet der Nerv ständig die Botschaft „zusammenziehen" an den schon schmerzenden Muskel.

Behandlung

▶ Schütteln, vorsichtiges Dehnen und Wärme wirken krampflösend.

▶ Ist der Muskelkrampf gelöst, lässt der Schmerz sofort nach.

▶ Warme Bäder, Sauna.

▶ Elektrolytgetränke, Magnesiumtabletten können lindernd und vorbeugend wirken.

Wenn Muskelkrämpfe auch ohne körperliche Anstrengung immer wieder auftreten, ist eine ärztliche Untersuchung angeraten. Die mögliche Ursachen reichen von Herz-Kreislauf-Krankheiten über Nervenwurzelreizungen bis zu Nierenfunktionsstörungen, die dann entsprechend behandelt werden müssen.

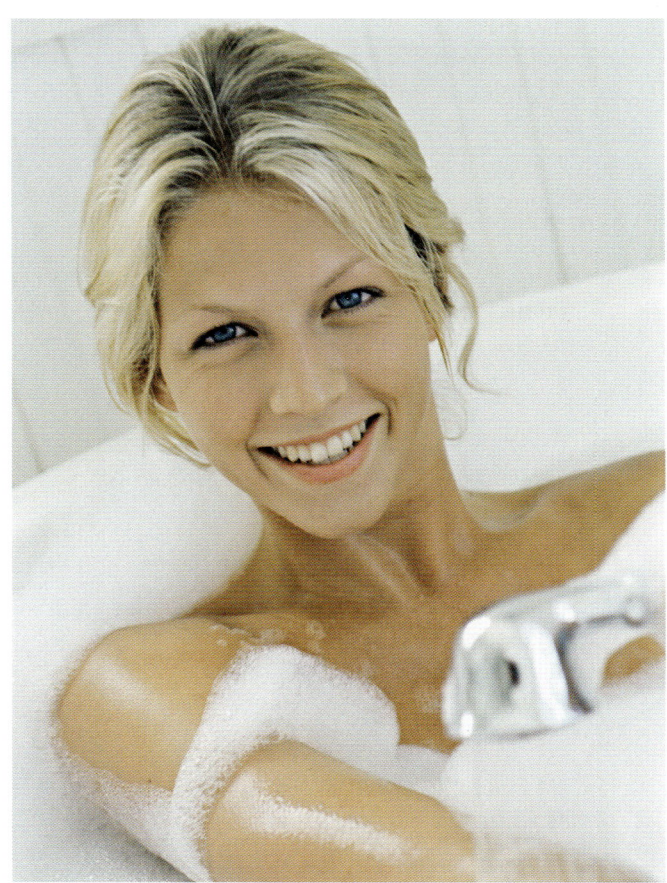

Muskelzerrung/Muskelfaserriss

Eine Muskelzerrung durch Überdehnung bringt kleinste Risse im Bindegewebe zwischen den Muskelfasern mit sich und kann mit Muskelfaserrissen verbunden sein, die aber nicht immer erkennbar sind. Muskelzerrungen gehören zu den häufigsten Blessuren im Sport.

Ursachen

Muskelzerrung und Muskelfaserriss müssen nicht immer unfallsbedingt sein. Sie können auch im Rahmen einer ungewohnten Überbeanspruchung auftreten.

Ebenso kann ein Muskelriss spontan im Rahmen einer Belastung entstehen. Sehr oft aber treten sie bei abrupten, schnellen Bewegungen auf wie bei Sprints. Und sehr oft spielt mangelhafte Vorbereitung auf den Sport – sprich kein Aufwärmen – die größte Rolle. Begünstigt werden Muskelzerrungen generell durch unterkühlte Muskeln, aber auch schlechte Schuhe, die nicht ausreichend dämpfen und Halt geben.

Symptome

▶ Eine Muskelzerrung äußert sich durch schmerzhaftes Ziehen, Spannen oder eine krampfartige Empfindung, die sich manchmal langsam entwickelt und steigert.

▶ Man hat das Bedürfnis, den Muskel zu „lockern", erreicht damit aber keine Besserung.

▶ Bei weiterer Belastung verstärken sich die Symptome, auch bei festeren Berührungen.

▶ Die Funktion des betroffenen Gliedes kann beeinträchtigt sein.

▶ Ein ausgeprägterer Muskelfaserriss kann auch eine kleine tastbare Delle verursachen.

Was tun?

▶ Das Training oder Spiel auf jeden Fall unterbrechen, um weitere Schäden am Muskel zu verhindern.

▶ Erstversorgung nach der PECH-Regel.

Behandlung

▶ Weiter Kälteanwendungen, um etwaige Blutungen im Gewebe hintan zu halten. Kälte unterstützt außerdem die Entspannung der Muskeln und lindert damit die Beschwerden.

▶ Nicht zu lange und zu heiß duschen, Vollbäder bis zum Abklingen der Symptome meiden.

▶ Körperliche Schonung, betroffene Region so oft wie möglich hochlagern.

▶ Heilgymnastik kann ab etwa dem 2. Tag beginnen und bringt die Beweglichkeit wieder, dazu gehört auch vorsichtiges Dehnen der betroffenen Muskeln. Wichtig: Es darf nicht weh tun. Später können Wärmeanwendungen vor der Gymnastik gut tun.

▶ Auf Schmerzmittel besser verzichten, weil man dann „vergisst", die betroffene Region zu schonen.

Wenn sich die Symptome nach etwa 5 Tagen nicht deutlich gebessert haben, ist ein Besuch beim Arzt anzuraten. Tiefe oder alte Muskelverletzungen können mit einer Ultraschalluntersuchung festgestellt werden. Zur weiteren Behandlung können Massagen und Elektrotherapie eingesetzt werden.

Eventuell ist ein Entlastungsverband, z.B. ein Tapeverband, sinnvoll, durch den der Muskel geschont und die Schmerzen gelindert werden. Eine Operation ist nur in den seltensten Fällen angezeigt. Meist ist eine Trainingspause von 1 bis 3 Wochen nötig.

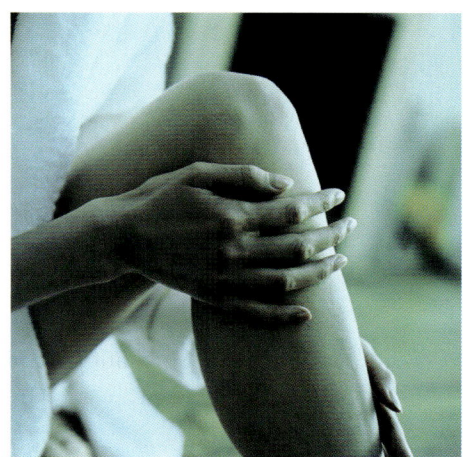

Muskelriss/Sehnenriss

Wenn Muskeln reißen, dann meist im Übergangsbereich zu den Sehnen, über die sie mit Knochen verbunden sind. Deshalb ist ein Muskelriss häufig nicht eindeutig von einem Sehnenriss abzugrenzen. Relativ klar ist die Situation bei der Achillessehne (siehe Kapitel „Achillessehne"). Auch die Sehne am Bizepskopf wird im Sport häufig lädiert, und zwar vor allem beim Geräteturnen oder bei Wurfsportarten. Sehnenrisse im Sport kommen auch im Oberschenkel vor und das besonders bei Läufern und Springern, bei denen die Beuger des Kniegelenks und Strecker des Hüftgelenks an der Hinterseite des Oberschenkels besonders gefährdet sind.

Die an der Innenseite der Oberschenkel gelegene Adduktorensehne oder Muskeln des vierköpfigen Oberschenkelmuskels an der Vorderseite werden bei Fußballern relativ häufig verletzt (siehe Kapitel „Leistenbeschwerden"). Bei Gewichthebern oder Springern ist auch die Sehne dieses Muskels, der der größte Strecker des Kniegelenks ist, rissgefährdet.

Symptome

▶ Plötzlicher scharfer und stechender Schmerz, ähnlich wie durch einen Tritt.

▶ An der schmerzenden Stelle lässt sich gelegentlich eine Delle ertasten.

▶ Nach einigen Stunden oder Tagen wird ein Bluterguss als „blauer Fleck" sichtbar.

▶ Die Symptome können auch recht spektakulär sein, zum Beispiel wenn der Bizeps plötzlich in Richtung Armbeuge rutscht, weil er am oberen Ansatz gerissen ist.

▶ Die Funktion des betroffenen Gliedes kann, muss aber nicht beeinträchtigt sein.

Was tun?

▶ Wenn der Verdacht auf einen Muskel- bzw. Sehnenriss besteht, ist ein Arzt aufzusuchen.

▶ Erstversorgung nach der PECH-Regel.

Im Rahmen der ärztlichen Untersuchung wird zur Bestätigung des Tastbefunds im Allgemeinen eine Ultraschalluntersuchung gemacht.

Behandlung

▶ Kälteanwendungen zur Linderung der Beschwerden fortsetzen.

▶ Entlastungsverband zur weiteren Schmerzlinderung und Schonung des Muskels.

▶ Nach einiger Zeit kann mit Heilgymnastik begonnen werden, um die Beweglichkeit wiederherzustellen. Bis die Wunde abgeheilt ist, sind nur isometrische Übungen angezeigt.

▶ Weitere physikalische Behandlungsmöglichkeiten sind Elektrotherapie, Lymphdrainagen, Wechselbäder und Massagen.

▶ Es ist wichtig, die Verletzung vollständig ausheilen zu lassen, bevor man wieder mit dem Training beginnt. Das dauert unter Umständen viele Wochen. Bei jedem Muskelriss bildet sich eine Narbe und der Muskel wird etwas weniger elastisch. Beginnt man zu früh wieder mit dem Training, ist das Risiko einer neuerlichen Verletzung sehr groß – und das heißt nicht zuletzt, dass es zu einer noch ausgedehnteren Narbenbildung kommt.

Eine Operation zur Entfernung des Blutergusses ist nur in den seltensten Fällen angezeigt. Wenn der Muskelriss mehr als zwei Drittel des Umfangs umfasst, wird der Arzt individuell entscheiden, ob der Muskel auch genäht werden muss oder nicht. Eine Trainingspause von mindestens 1 bis 3 Wochen ist notwendig, bei ausgeprägten Muskelschäden auch länger.

Muskelprellung

Durch einen Schlag, Stoß, Tritt oder bei einem Sturz kann es zu einer Muskelprellung (Kontusion) kommen. Bei Mannschaftssportlern liegt die Ursache häufig in einem Zusammenstoß.

Dabei wird das Gewebe gequetscht, kleine Blutgefäße werden verletzt. Das Gewebe wird ja über ein Netz von Blutgefäßen mit Sauerstoff und Nährstoffen versorgt, Zellen und Eiweißstoffe zur Immunabwehr, Blutplättchen und gerinnungsfördernde Substanzen werden über das Blut an ihren Bestimmungsort befördert, Stoffwechselprodukte werden abtransportiert. Diese umfassende Versorgung des Körpers mit Blut bringt es mit sich, dass praktisch überall Blutgefäße zu finden sind, die bei Verletzungen leicht beschädigt werden und Blut austreten lassen. Bei einer Prellung, wo die Haut nicht zerreißt, bleibt es im Körper und es bildet sich ein Bluterguss (Hämatom).

Bei einer Muskelprellung liegt der Bluterguss im Muskel und es kommt mehr oder weniger schnell zu einer Schwellung. Meist am nächsten Tag wird ein blauer Fleck" bzw. „Veilchen" erkennbar. Sind die Muskeln bei der Prellung angespannt, bleibt der Bluterguss eher an der Oberfläche und es entwickeln sich besonders ausgeprägte blaue Flecken.

Medikamente zur Hemmung der Blutgerinnung fördern die Entstehung von Hämatomen und das schließt auch gefährliche innere Blutungen ein. Deshalb gilt in diesem Fall: Besondere Vorsicht beim Sport und daran denken, wenn es einen Zusammenstoß gegeben hat.

BLAUE FLECKEN UND IHRE FARBUMWANDLUNG

Werden Blutgefäße verletzt, gelangt Hämoglobin ins umliegende Gewebe. Dieses Protein sorgt nicht nur für den Transport von Sauerstoff im Blut, sondern gibt ihm auch seine rote Farbe. Jede der vier Untereinheiten trägt ein Eisenatom, das Sauerstoffmoleküle binden kann. Das ergibt also maximal vier Atome Sauerstoff pro Molekül Hämoglobin. In diesem Fall ist es hellrot und so fließt es durch die Arterien, das Blut in den Venen ist dunkel, weil der Sauerstoff fehlt. Doch zurück zum blauen Fleck: Da die Hämoglobinmoleküle im Gewebe ihre Funktion nicht erfüllen können, werden sie abgebaut. Dabei entsteht zuerst das blau-grüne Biliverdin, später das gelb-rote Bilirubin – und daher werden blaue Flecken nach und nach gelb und braun.

Symptome

▶ Starke Schmerzen, besonders auf Berührung und schon leichten Druck.

▶ Rasch einsetzende Schwellung.

▶ Nach etwa einem Tag gefolgt von einem blauen Fleck.

Was tun?

▶ Belastungsstopp.

▶ Erstversorgung nach der PECH-Regel.

▶ Wenn die Schmerzen länger als einige Stunden unverändert stark bleiben, deutet das auf eine größere Blutung hin.

▶ Einen Arzt aufsuchen.

Behandlung

Meist klingen die Schmerzen rasch ab und der blaue Fleck verschwindet nach einem unterschiedlich stark ausgeprägten Farbenspiel von selbst.

▶ Weitere Kälteanwendungen.

▶ Weiter hochlagern.

▶ Weiter Druckverband, aber nicht länger als eine halbe Stunde.

▶ Salben, die die Rückbildung von Blutergüssen unterstützen.

Behandlung schwerer Prellungen

Wenn die Beschwerden sehr stark und anhaltend sind, untersucht der Arzt, ob tiefer liegende Muskeln stärker in Mitleidenschaft gezogen sind. Dabei wird meist Ultraschall oder Magnetresonanztomografie eingesetzt. Bei einem sehr großen Bluterguss kann auch eine Punktion zur Entlastung des umliegenden Gewebes sinnvoll sein. Eventuell ist eine Operation notwendig, um den Bluterguss zu entfernen, damit der Druck auf Nerven und Blutgefäße verringert wird. Bei schweren Prellungen können Lymphdrainagen, Ultraschallbehandlungen und vorsichtige Bewegungsübungen den Heilungsverlauf unterstützen.

Glücklicherweise recht selten ist das so genannte Compartment-Syndrom, das bei sehr ausgedehnten Blutergüssen und Schwellungen oder manchmal bei einem zu engen Gips vor allem im Unterschenkelbereich auftreten kann. Dabei steigt durch eine starke Blutung der Druck in einem Muskel-Compartment – also Bündel – so stark an, dass gravierende Schäden an Nerven- und Muskelfasern sowie Blutgefäßen auftreten können. Im schlimmsten Fall stirbt das Muskelgewebe ab.

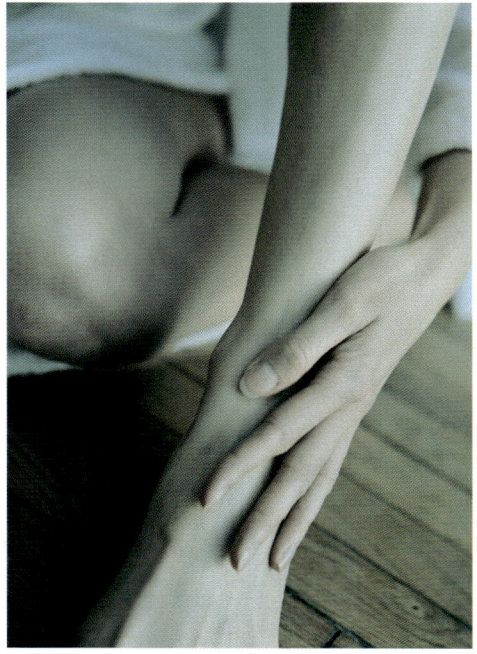

Bei einem Compartment-Syndrom werden die Schmerzen immer stärker und steigern sich ins Unerträgliche. Daher bei zunehmenden Schmerzen immer einen Arzt aufsuchen. Im Fall eines Compartment-Syndroms ist eine Operation zur Druckentlastung notwendig.

Prellung: Nicht nur bei Muskeln

Prellungen und die damit verbundenen Gewebsquetschungen können alle Organe betreffen, treten also auch im Körperinneren auf. Große Blutergüsse innerer Organe können neben starken Schmerzen auch Schocksymptome hervorrufen.

Ein Gelenkserguss macht sich zusätzlich zu den bei der Muskelprellung beschriebenen Symptomen noch durch eine mehr oder weniger ausgeprägte Einschränkung der Beweglichkeit und Schwellung des betroffenen Gelenks bemerkbar.

Sind bei einer Prellung Nerven in Mitleidenschaft gezogen, fühlt sich der Bereich taub an oder es entstehen Empfindungen wie Kribbeln.

Prellungen am Kopf können durch Verletzungen des Gehirns schwere neurologische Ausfälle mit sich bringen (siehe Kapitel „Kopf").

Wenn nach einer Prellung

▶ Funktionsausfälle des Bewegungsapparats,

▶ Atem- und Gefühlsstörungen,

▶ Kopfschmerzen,

▶ Schockzeichen

▶ oder Nervenausfälle bzw. Bewusstseinsstörungen auftreten,

ist der bzw. die Betroffene schnellstens zum Arzt zu bringen bzw. sollte die Rettung verständigt werden.

Um zu klären, wo und wie stark die inneren Verletzungen sind, sind je nach Ort der Verletzung verschiedene diagnostische Methoden sinnvoll. Das kann eine Röntgenuntersuchung sein oder ein Ultraschall, eine Computer- oder Magnetresonanztomografie.

VORBEUGUNG VON MUSKELVERLETZUNGEN

▶ Viele Muskelverletzungen könnten durch vorausschauendes Verhalten und richtiges Training vermieden werden.

▶ Wesentlich ist ein langsamer und langfristiger Muskelaufbau durch ein Training mit richtig dosierten und nicht übermäßigen Belastungen.

▶ Lockerungsübungen und vorsichtiges Aufwärmen haben eine schützende Wirkung auf die Muskulatur.

▶ Dehnen vor allem der bei der jeweiligen Sportart besonders eingesetzten Muskulatur.

▶ Bei Ermüdungserscheinungen keine extremen Anforderungen mehr.

▶ Schlecht gedämpfte Schuhe führen zu einer Verhärtung vor allem der Wadenmuskulatur und dadurch steigt das Risiko von Verletzungen.

▶ Für die optimale Funktion der Muskeln sind die richtige Ernährung, ausreichende Flüssigkeitszufuhr und Versorgung mit Mineralien (v.a. Magnesium) von großer Bedeutung.

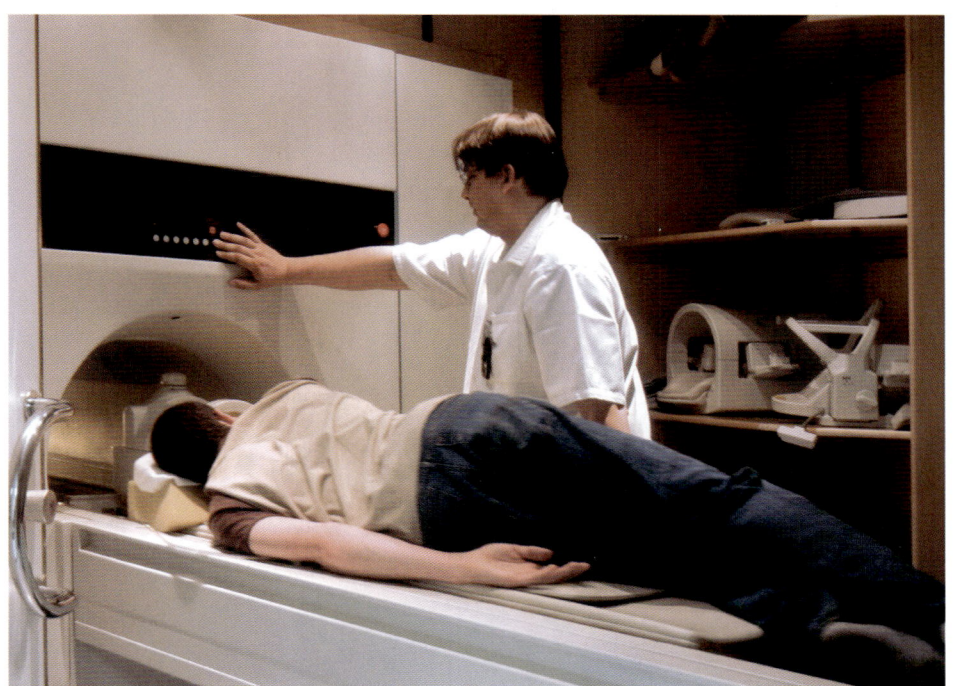

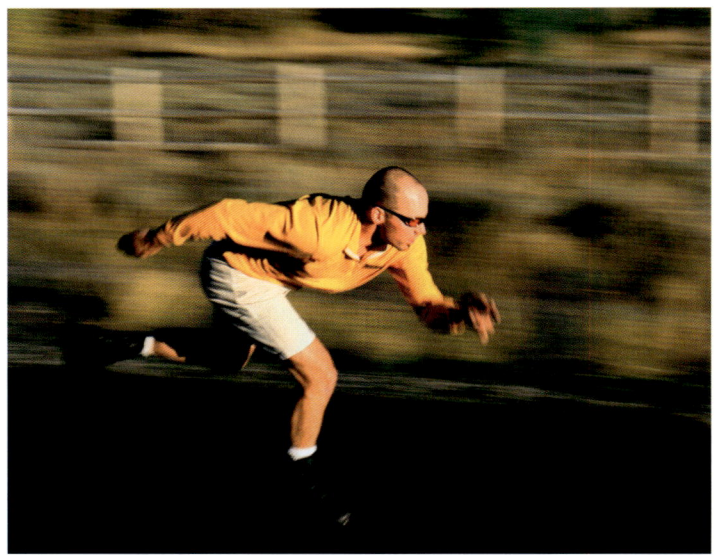

Knochenbruch

Beim Sport trifft es am häufigsten den Unterschenkel

Der Mensch besitzt mehr als 200 Knochen verschiedenster Form und Größe, die außerordentlich widerstandsfähig gegenüber Druck, Biegung und Drehung sind. Diese mechanische Belastbarkeit geht auf die Kombination zugfester Fasern und kalkhaltiger Grundsubstanz zurück. Aber brechen können sie doch. Beim Sport machen Knochenbrüche jedoch nur einen relativ geringen Teil der Verletzungen aus. Je nach Sportart sind verschiedene Körperteile unterschiedlich häufig betroffen:

▶ Unterschenkel: Skifahren, Fußball, Leichtathletik

▶ Hand/Unterarm: Skifahren, Snowboarden, Skaten, Eislaufen, Lauf- und Mannschaftssportarten

▶ Schlüsselbein: Skifahren, Fußball, Radfahren, Reiten (siehe Kapitel „Schulter")

▶ Wirbel: Sprungdisziplinen, Hochgeschwindigkeitssportarten, Reiten (siehe Kapitel „Rücken")

▶ Rippen: Radfahren, Reiten, Kampfsportarten

Knochen brechen vor allem durch Einwirkung von Gewalt bei einem Sturz, Stoß, Schlag oder Tritt. Besonders am Unterschenkel und im Mittelfußbereich kommen aber auch Ermüdungsbrüche durch länger dauernde starke Belastung vor. Relativ selten brechen Knochen durch eigene Kraft, wie es zum Beispiel beim Oberarm eines Speerwerfers der Fall sein kann.

Ein Übermüdungsbruch bleibt unter Umständen längere Zeit unbemerkt und wird als Prellung oder Stauchung interpretiert. Ein Knochenbruch durch Gewalteinwirkung ist meist unübersehbar, ganz zu schweigen von einem offenen Bruch. Im Röntgen können sich Knochenbrüche sehr unterschiedlich darstellen, als Quer-, Schräg-, Dreh-, Spiral-, Trümmer- oder Gelenkbruch.

Symptome beim geschlossenen Bruch

▶ Häufig ist ein Knacken oder Knirschen wahrzunehmen.

▶ Verformungen und Schwellungen.

▶ Häufig starke Schmerzen.

▶ Betroffene Gliedmaßen in unnatürlicher Stellung.

▶ Bewegung, Belastung und normale Funktion unmöglich bzw. stark eingeschränkt.

▶ Übelkeit und Schock besonders beim Bruch größerer Knochen.

▶ Es kann zu Schädigungen der Nerven kommen, was sich als eine Art „elektrischer Schlag" mit anschließenden Gefühls- oder Bewegungsstörungen bemerkbar macht.

Was tun?

▶ Keinesfalls des Helden spielen, sondern sich stützen und helfen lassen.

▶ Nichts essen oder trinken, keine Medikamente einnehmen – falls eine Operation notwendig ist, ist Nüchternheit günstig.

▶ Wenn es gut tut, die verletzte Stelle kühlen.

▶ Bei Hand-, Fuß-, Arm- oder Beinbruch ruhig und unterstützend lagern bzw. schienen.

▶ Gliedmaßen nicht bewegen, verschobene Brüche nicht einzurichten versuchen.

▶ Offene Brüche nur mit sterilen Kompressen abdecken.

▶ Enge Kleidungsstücke öffnen, bei Unterarm-, Hand- und Fingerverletzungen Ringe abnehmen, bei Beinverletzungen Schuhe öffnen, aber nicht ausziehen.

▶ Maßnahmen gegen Schock: Niederlegen und Beine hochlagern.

▶ Umgehend zum Arzt oder wenn nötig, die Rettung rufen.

Behandlung

Bei einfachen Brüchen – und das betrifft den Großteil der Fälle – genügt ein Gips oder schienender Kunststoffverband zur Ruhigstellung. Je nach Art und Schwere der Verletzung kann eine Operation notwendig sein. Dabei wird der Knochenbruch eingerichtet und mit metallenen Schrauben, Platten, Stiften oder Nägeln stabilisiert. Jedenfalls folgt nach der anfänglichen Ruhigstellung eine Phase der Rehabilitation mit einer intensiven Physiotherapie, die den individuellen Gegebenheiten angepasst wird. Dabei werden eingesetzt: Massagen, Bäder, Kälte- und Wärmeanwendungen, Elektrotherapie und vor allem Heilgymnastik.

Vorbeugung

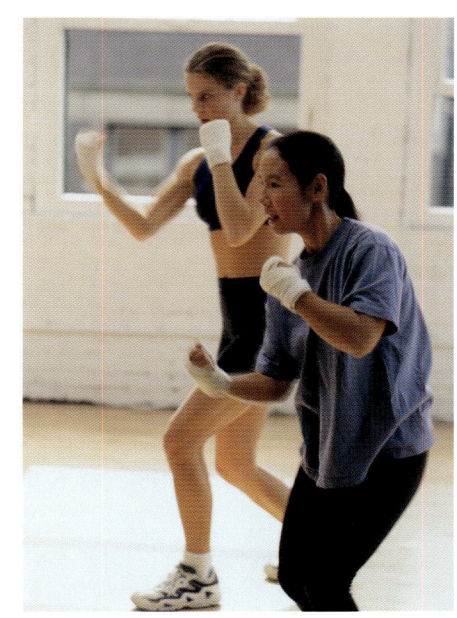

▶ Koordination und Körperkontrolle verbessern, um die Wahrscheinlichkeit von Stürzen zu verringern. Das heißt: gute körperliche Verfassung, guter Trainingszustand, geistige Frische.

▶ Je nach Sportart entsprechende Protektoren tragen.

▶ Bei Ballsportarten und entsprechender Neigung die Finger tapen, also mit einem geeigneten Band umwickeln.

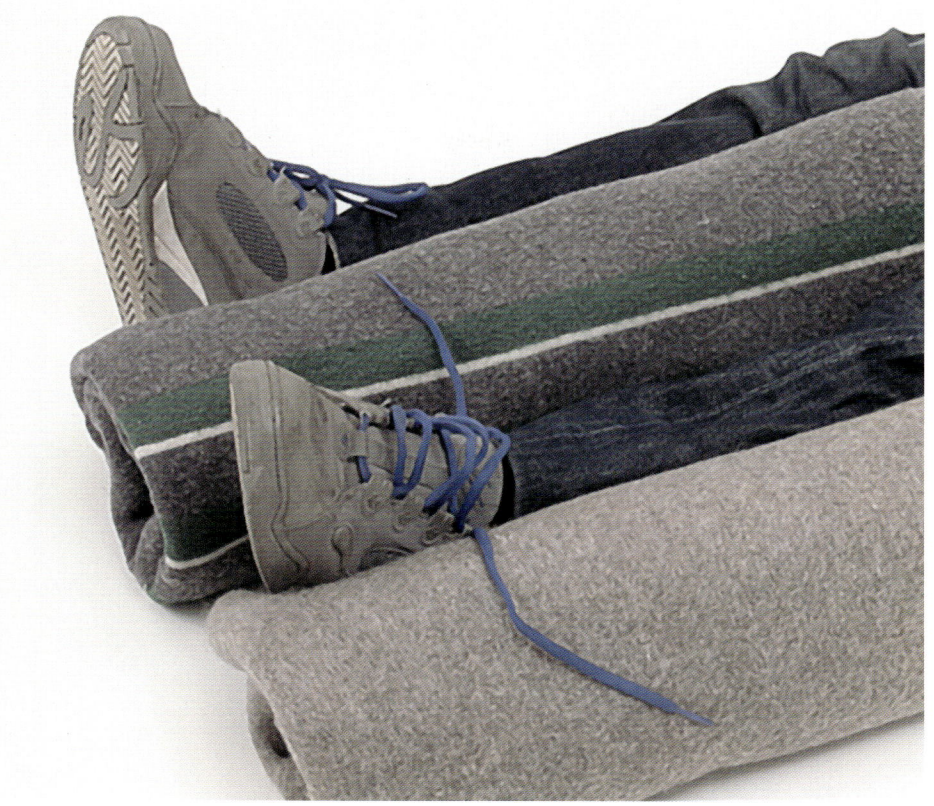

Unterschenkelbruch

Von einem Unterschenkelbruch wird dann gesprochen, wenn Schienbein und Wadenbein gebrochen sind. Da das Schienbein direkt unter der Haut liegt, sind offene Unterschenkelbrüche relativ häufig. Das ist zwar eine typische Verletzung von Motorradfahrern, aber auch beim Skifahren als „Schuhrand-bruch" nicht selten, allerdings weniger häufig offen.

Symptome

▶ Starke Schmerzen, Belastung des Beins ist unmöglich.

▶ Verformungen und Achsenfehlstellung je nach Art des Bruchs.

Was tun?

▶ Bein hochlagern und vorsichtig ruhig stellen, mit einer Pneumoschiene oder provisorisch mit Skistöcken oder ähnlichen zur Schienung geeigneten Hilfsmitteln.

▶ Vorsichtig kühlen.

▶ Rettung rufen.

Eine Röntgenuntersuchung gibt über Art und Schwere des Bruchs Aufschluss.

Behandlung

▶ Bei einfachen Brüchen genügt eine Ruhigstellung des Beines durch einen Gips für zirka 6 Wochen.

▶ Wenn eine Operation erforderlich ist bzw. bei offenen Brüchen werden die Knochen meist mittels Marknagel, Platten, Schrauben oder externer Fixation stabilisiert.

▶ Nach Abnahme des Gipsverbands folgt eine intensive Physiotherapie.

▶ Bei operierten Brüchen ist schon eine frühzeitige Bewegungstherapie und damit eine weitgehende Verhinderung von Muskelathrophie und der Versteifung von Gelenken möglich.

Der Sport kann nach ca. 6 Monaten wieder aufgenommen werden.

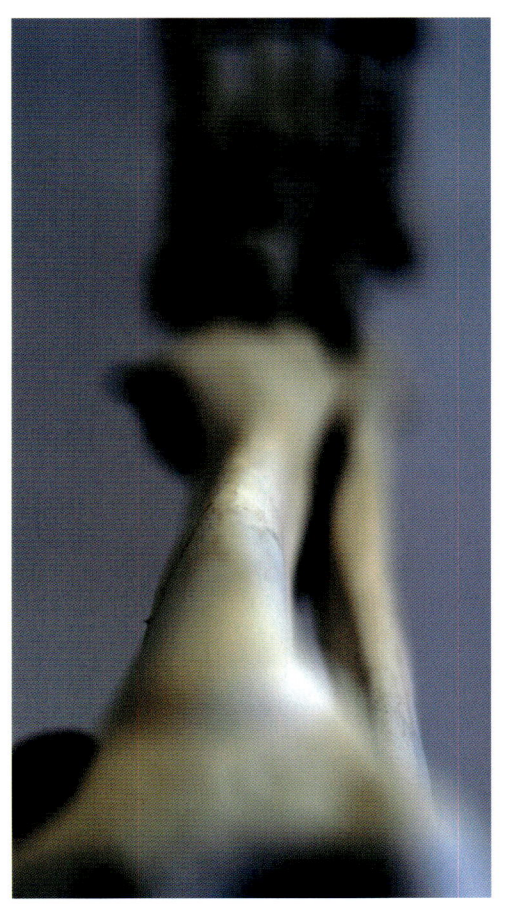

Handbruch

Das Handgelenk ist die Verbindung der Handwurzelknochen mit Elle und Speiche des Unterarms. Was landläufig als Bruch der Hand bezeichnet, ist genau genommen ein Bruch der Speiche und sie ist der Knochen, der insgesamt am häufigsten bricht. Der Bruch kann bis in das Handgelenk reichen. Nicht selten ist auch die Elle mitverletzt, besonders im Bereich des Griffelfortsatzes an ihrem unteren Ende.

Verrenkungen und Brüche der Handwurzelknochen hingegen sind relativ selten, aber auch deutlich schwerwiegender. Sie erfordern häufig eine lang dauernde Behandlung und bringen einen langen Ausfall mit sich.

Handgelenk, Handwurzelknochen und der handnahe Unterarm sind besonders bei Stürzen gefährdet, da der Stürzende reflexartig versucht, sich abzustützen, um eine Verletzung des Körpers und des Kopfes zu verhindern. Dementsprechend häufig kommen diese Brüche bei Stürzen von Snowboardern, Skifahrern oder Skatern vor, aber auch beim Eislaufen sowie bei Lauf- und Mannschaftssportarten wie Fußball oder Handball.

Symptome

▶ Starke Schmerzen und Schwellung im Handgelenk.

▶ Es kann nicht oder nur unter starken Schmerzen bewegt werden.

▶ Der handnahe Unterarm erscheint verformt.

Was tun?

▶ Zur Ruhigstellung unmittelbar nach dem Unfall eignen sich die Schlinge eines Dreieckstuches oder andere Behelfsschienen, z.B. eine aufblasbare Pneumoschiene.

▶ Sind gar keine Hilfsmittel verfügbar, dann werden die Schmerzen erträglich, wenn man das verletzte Handgelenk in die gesunde Hand legt und mit dieser schient und damit ruhig stellt.

▶ Vorsichtig kühlen.

▶ Unbedingt zum Arzt für eine Röntgenuntersuchung und adäquate Behandlung.

▶ Das gilt auch für den Fall, dass sich der Zustand eines nach einem Sturz schmerzenden, geschwollenen und nur eingeschränkt beweglichen Gelenks an den folgenden Tagen verschlechtert: Eine Röntgenuntersuchung ist unbedingt notwendig.

Behandlung

▶ In den meisten Fällen genügt eine Ruhigstellung des Handgelenks für 3 bis 6 Wochen – je nach Alter, Bruchform und Heilungsverlauf –, wobei der Gips vom Ellbogen bis zu den Fingerknöcheln reicht.

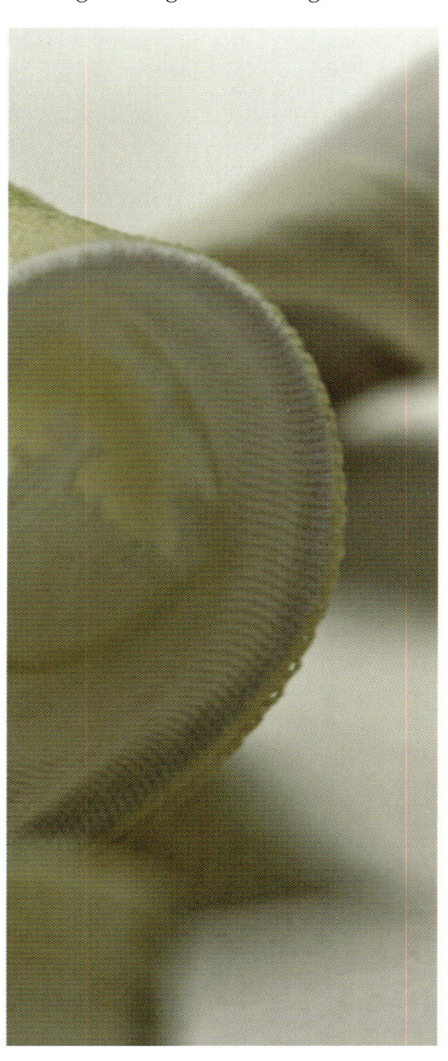

▶ Wenn es sich um einen verschobenen Bruch handelt, muss er vor dem Eingipsen eingerichtet werden, was meist unter Lokalanästhesie durchgeführt wird.

▶ Nach Abnahme des Gipsverbands folgt eine intensive physikalische Therapie mit Bewegungs- und Ergotherapie, um das Handgelenk rasch wieder zu mobilisieren und die volle Funktion der Hand wiederherzustellen.

▶ TIPP: Zur Unterstützung der Physiotherapie sind lauwarme Wasserbäder sehr gut geeignet. Im Wasser versucht man, die Hand in alle Richtungen hin und her zu bewegen.

▶ Wenn sich die Knochen nicht einrichten lassen oder im Gipsverband nicht eingerichtet bleiben, ist eine Operation notwendig. Dabei werden die gebrochenen Knochen verschraubt oder verplattet.

Vorbeugung Handbruch

▶ Maßnahmen wie bei Brüchen generell plus:

▶ Handgelenksschützer bei Sportarten wie Snowboarden oder Skaten tragen.

Rippenbruch

Ein Sturz aus größerer Höhe oder ein einfacher Sturz auf eine Kante, Gewalteinwirkung jeglicher Art – das sind die Hauptursachen für Rippenbrüche im Sport.

Symptome

▶ Schmerzen beim Atmen und beim Bewegen.

▶ Eventuell ist ein Knirschen zu hören.

▶ Vornüber gebeugte Schonhaltung.

Was tun?

▶ Den Verletzten so lagern, wie die Schmerzen am erträglichsten sind.

▶ Sofort zum Arzt bzw. Rettung rufen.

Zur Diagnose wird der Brustkorb abgetastet und die Lunge abgehört. Ein Röntgen gibt Aufschluss über die Art der Brüche und die Anzahl der betroffenen Rippen. Um innere Verletzungen (Milz, Leber) auszuschließen, wird meistens eine Ultraschalluntersuchung des Oberbauches durchgeführt.

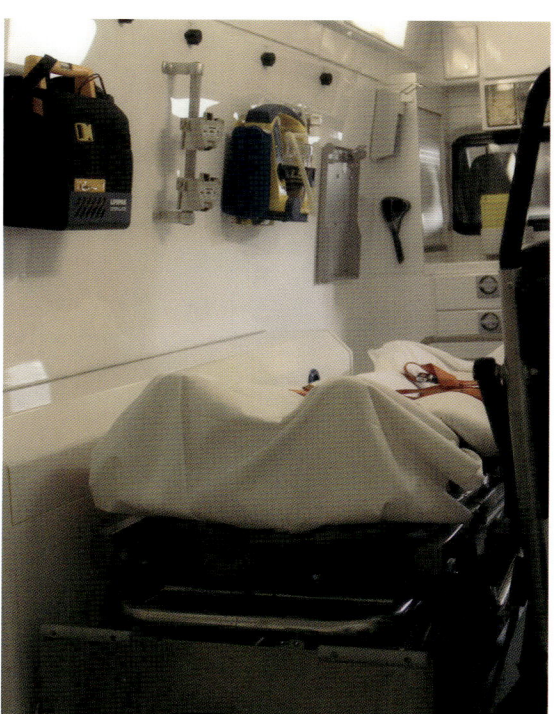

Behandlung

Einfache Rippenbrüche sind zwar äußerst schmerzhaft, heilen aber normalerweise innerhalb einiger Wochen von selbst ab. Die Behandlung beschränkt sich daher üblicherweise auf Schmerzmittel. Anfangs kann ein unterstützendes Korsett hilfreich sein.

Auf uneingeschränktes und schmerzfreies Atmen ist zu achten, da sich durch die Schonatmung Veränderungen in den Lungen bilden können.

Bei komplizierten, mehrfachen Rippenbrüchen, die zu Verletzungen der Lunge und ernsten Problemen beim Atmen führen, kann eine künstliche Beatmung bzw. die Ableitung von Gewebswasser aus dem Brustkorb mit Hilfe einer Drainage notwendig sein.

Achillessehne
Stark und trotzdem gefährdet

Die Achillessehne ist eine der stärksten Sehnen im Körper. Das muss sie auch sein, denn sie verbindet den mächtigen dreiteiligen Wadenmuskel mit dem Fersenbein. Dank der Achillessehne können wir das Sprunggelenk strecken, auf Zehenspitzen stehen, mit angehobener Fußspitze einen Schritt nach vorne machen und damit letztlich Gehen, Laufen und Springen. Dabei kann eine Belastung von bis zu einer Tonne auf die Achillessehne kommen.

Wie kommt die Achillessehne dann trotz ihrer Stärke, ihrer Breite bis zu 2 Zentimeter und ihres beachtlichen Durchmessers von 14 Millimetern zu ihrem Ruf einer Schwachstelle des Körpers, wie wir sie aus der griechischen Mythologie kennen?

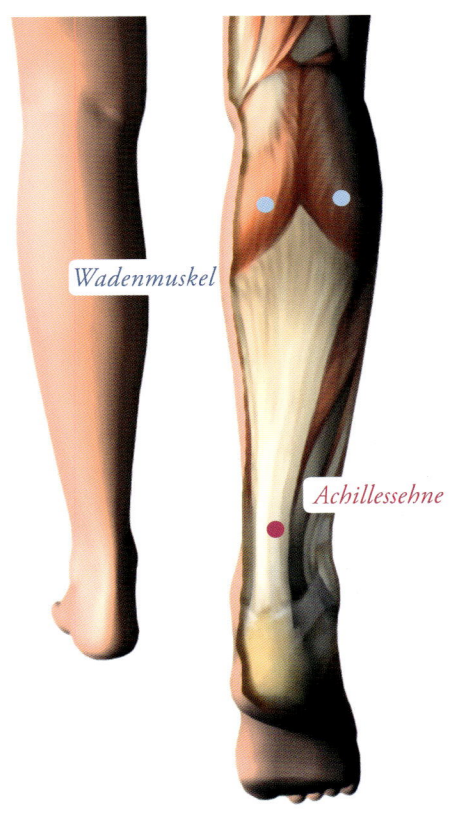

Wadenmuskel

Achillessehne

Achillessehne

Der ansonsten unverwundbare Achilleus starb ja in der Schlacht um Troja durch einen Pfeil des Paris, den Apollon auf seine Ferse gelenkt hatte.

Besonders verletzlich ist die Achillessehne aus mehreren Gründen:

▶ Sie wird ständig belastet, vom Aufstehen bis zum Schlafengehen und ganz besonders bei Sportarten, wo es auf sehr schnelles Starten oder abruptes Abstoppen aus dem Lauf ankommt.

▶ Sie liegt unmittelbar unter der Haut und da Sehnen auf Druck oder Temperaturschwankungen sehr empfindlich reagieren, trifft sie das besonders. Auch Biegungen ist sie stärker ausgesetzt als andere Sehnen, nämlich dort, wo sie am Fersenbein ansetzt. Zum Schutz gibt es zwei Schleimbeutel zwischen Sehne und Knochen, die sich aber auch entzünden können. Entzündungen in diesem Bereich werden hin und wieder auch durch einen so genannten hinteren Fersensporn ausgelöst. Das ist ein kleiner Höcker am oberen Ende des Fersenbeins, der sich spontan bilden kann.

▶ Wie alle Sehnen ist sie aus dicht gepackten Fasern aufgebaut, wobei wenig Platz für Zellen und Blutgefäße bleibt. Aufgrund der schlechten Blutversorgung heilen auch kleine Schäden nur schlecht und werden daher leicht chronisch. Zudem lässt die Blutversorgung ab etwa 40 Jahren noch weiter nach. Ganz abgesehen davon sinkt die Belastbarkeit der Achillessehne selbst schon ab etwa 30.

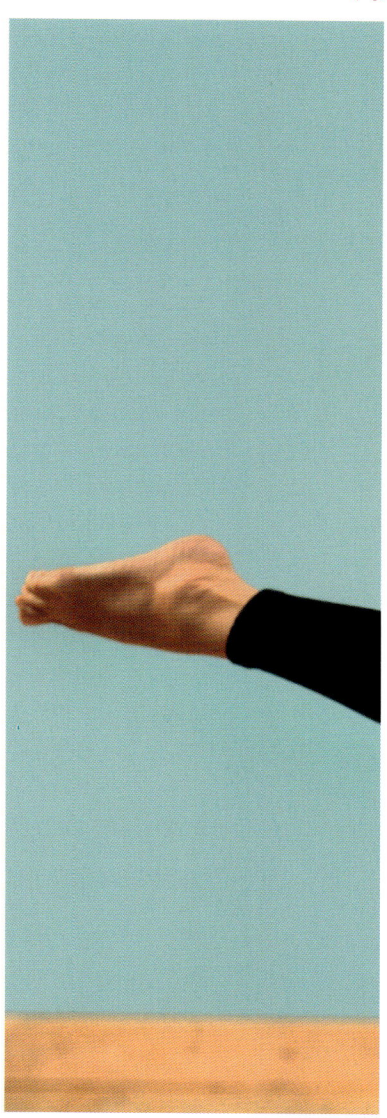

So kommt es, dass die Achillessehne am häufigsten von allen Sehnen des Körpers reißt. Alle Veränderungen im Bereich der Achillessehne, die mit Schmerzen verbunden sind, werden als Achillodynie bezeichnet. Am häufigsten ist die Sehnenscheide betroffen. Dabei handelt es sich praktisch immer um entzündliche Vorgänge, die jedoch die verschiedensten Ursachen haben können. Meist sind es Belastungen, vor allem Überlastungen und Fehlbelastungen, die zu Reizerscheinungen und Entzündungen führen oder kleine Einrisse der Sehnenscheide, des Sehnengewebes oder des Sehnenansatzes verursachen, die wiederum mit Entzündungen einhergehen. Die Entzündungen können Risse, Gewebswucherungen, Kalkablagerungen und Verknöcherungen nach sich ziehen.

Besonders bei Sportarten mit einer hohen Lauf- und Sprungbelastung ist die Achillessehne einem erhöhten Risiko ausgesetzt. Das schließt natürlich die Leichtathletik, Fußball, Tennis und Squash ein, aber auch Skifahren. Beim Laufen selbst ist eine Überreizung der Achillessehne das derzeit häufigste Überlastungsphänomen und hat die Knieprobleme abgelöst, die vor rund 20 Jahren an erster Stelle gestanden sind. Das liegt einerseits daran, dass sich viele Hobby-Läufer die Leistungslatte zu hoch legen, andererseits ironischerweise auch an den hochentwickelten Laufschuhen. Moderne Laufschuhe verringern die Belastungen des Fußes durch Kippen oder Stoßen enorm. Während beim Barfußlaufen auf unebenem Gelände 9 Sehnen damit beschäftigt sind, den Fuß zu balancieren und zu führen, wird in einem High-Tech-Laufschuh auf ebenem Boden praktisch nur die Achillessehne gefordert – und das naturgemäß in verstärktem Ausmaß. Das heißt freilich nicht, dass man auf moderne, angepasste Laufschuhe verzichten sollte. Die Schutzmaßnahmen für die Achillessehne sehen anders aus. Beim Sport ist einmal mehr das richtige Aufwärmen wichtig.

Achillessehnenreizung

Ursachen

▶ Überlastung oder zu wenig Erholungsphasen.

▶ Überlastung in Kombination mit einer unter Umständen sonst nicht merkbaren Fehlstellung der Fußknochen (Spreiz-, Senk- oder Hohlfuß Instabilität), der Kniegelenke oder der Beckenknochen.

▶ Falsche Bewegungsmuster.

▶ Stöße, Tritte bzw. Prellungen, besonders häufig beim Fußball.

▶ Verkürzte Wadenmuskulatur.

▶ Überhöhte Spannung der Wadenmuskulatur durch Fehlsteuerung der Nerven.

▶ Druck am hinteren Schuhrand.

▶ Erhöhte Harnsäurewerte (Gicht) können zu Ablagerungen führen, die Reizungen verursachen.

Symptome

Spürbar sind die daraus resultierenden Schmerzen vor allem im mittleren und unteren Drittel der Achillessehne, das heißt etwa in Höhe des Laufschuhrands oder etwas darüber. Die Stelle lässt sich leicht ertasten, weil sie sehr druckempfindlich wird. Meist sind auch leicht Verdickungen merkbar. Schmerzen treten vor allem auf, wenn man das Sprunggelenk beugt oder beim Gehen.

▶ Bei der leichtesten Form treten die Beschwerden zu Beginn der Bewegung bzw. des Trainings auf, verschwinden nach dem Aufwärmen aber wieder.

▶ Bei stärkeren Überlastungsschäden bleiben die Beschwerden auch während des Trainings bestehen und werden durch die Belastung stärker.

▶ Im dritten Stadium schließlich bleiben die Schmerzen auch in Ruhephasen bestehen.

Was tun?

Auf keinen Fall sollte man eine gereizte Achillessehne ignorieren. Manchmal, wenn es sich um eine einfache Überlastung handelt, kann man sich selbst helfen. Wenn aber die Beschwerden nach einer Woche noch nicht weg sind beziehungsweise bei geringer Belastung wieder auftreten, dann ist eine ärztliche Untersuchung dringend angeraten.

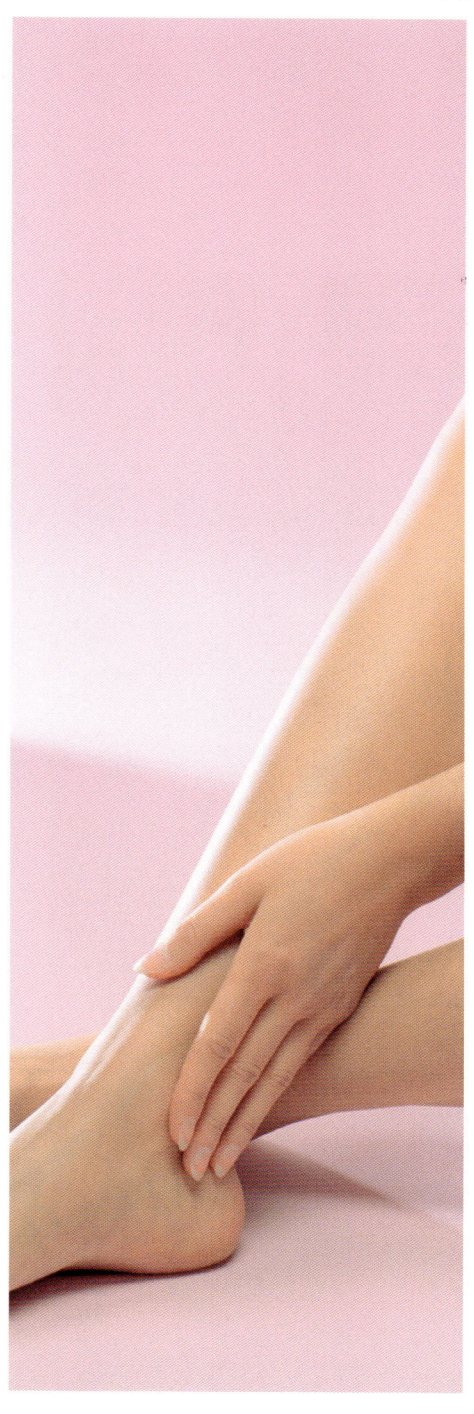

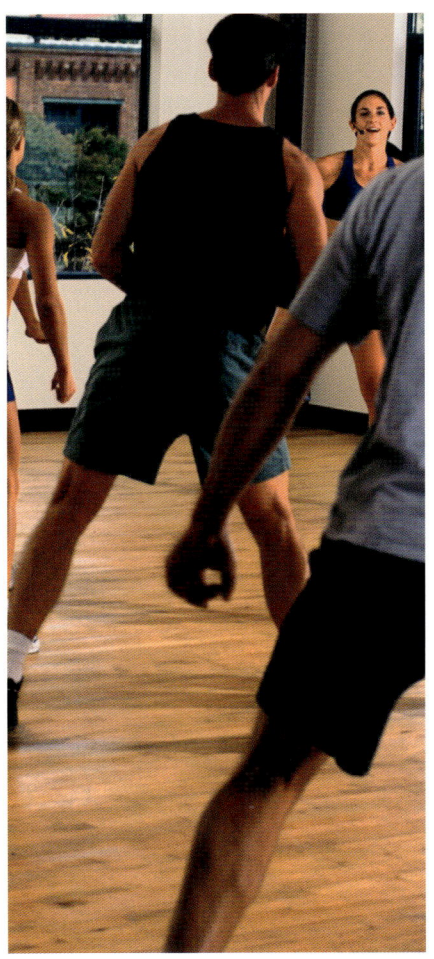

Gerade bei Problemen mit der Achillessehne darf man den Arztbesuch nicht aufschieben! Die Beschwerden werden wie gesagt sehr leicht chronisch.

Behandlung - leichte Beschwerden

▶ Belastungen vermeiden, dringend zu empfehlen ist für einige Zeit der Wechsel zu einer achillesehenschonenden Sportart, z.B. Radfahren.

▶ Kühlen.

▶ Entzündungshemmende Gels und Salben.

▶ Angenehm kühlend und entzündungslindernd wirkt ein Topfenwickel: Dick aufstreichen, mit Küchenfolie umwickeln und einen weichen Socken darüber ziehen. Auch über Nacht möglich.

▶ Dehnungsübungen für die Wadenmuskulatur, die Sehne selbst kann man nicht dehnen. Das tut dem Muskel gut und der Beweglichkeit des Sprunggelenks. Dehnen ist auch sehr zu empfehlen zum Aufwärmen vor dem Sport. Z.B.: Einen Schritt vor, vorderes Bein gebeugt, hinteres gestreckt, beide Fersen am Boden. Gewicht nach vorne verlagern, sodass ein leichter Zug in der Wadenmuskulatur des hinteren Beins spürbar wird. 10 Sekunden halten, 10 x wiederholen.

Behandlung - starke Beschwerden

Wenn die Schmerzen nach einer einwöchigen Trainingspause nicht abklingen bzw. sehr stark sind, ist ein Besuch beim Arzt dringend angeraten. Dann könnte nämlich auch ein Teileinriss der Achillessehne vorliegen.

So verschieden wie die Ursachen der Achillessehnenreizung sein können, so unterschiedlich kann die sinnvolle Behandlung im Einzelfall aussehen. Informationen über die Schäden an der Achillessehne geben Ultraschalluntersuchungen, Röntgen und u.U. die Magnetresonanztomografie.

Einige Verfahren finden besonders häufig Anwendung und sind daher aufgelistet. Auf jeden Fall sollte die Achillessehne mindestens 6 Wochen lang nicht belastet werden, das heißt also: Trainingspause.

Es gilt also:

▶ Kühlen.

▶ Entzündungshemmende und schmerzlindernde Gels und Salben.

▶ Entlastender elastischer Verband, Tape-Verband oder eine andere entlastende Orthese.

▶ Physiotherapie: Heilgymnastik zur Lockerung und Kräftigung der Wadenmuskulatur, vorher evtl. Kälteanwendungen. Wenn nötig Korrektur des Gangbilds. Weiters Massagen im Bereich der Sehne und der Wadenmuskulatur, Elektrotherapie und Magnetfeldtherapie.

▶ Kurzfristige Einnahme von entzündungshemmenden und schmerzstillenden Medikamenten.

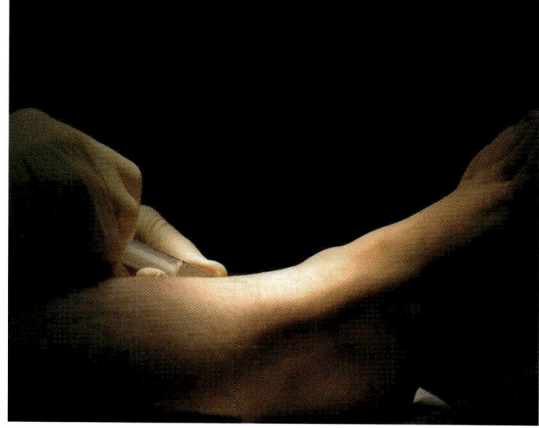

▶ Infiltration in das betroffene Gewebe mit entzündungshemmenden Substanzen.

▶ Infiltration in das betroffene Gewebe mit örtlichen Betäubungsmitteln. Achtung: Hier ist Vorsicht geboten, da die Schmerzfreiheit nicht selten zu übermäßiger Bewegung verführt.

▶ Vorsicht auch bei Cortison-Injektionen: Cortison wirkt entzündungshemmend und dadurch schmerzlindernd. Wenn man trotz sehr starker Schmerzen gehen können oder als Profi-Sportler das Training fortsetzen muss, dann können sie ein- bis zweimal eingesetzt werden. Bei einer häufigeren Anwendung führt Cortison aber zu einer merklichen Schädigung der Sehnenstruktur und die Rissfestigkeit nimmt drastisch ab.

▶ Schuhe mit orthopädischen Einlagen zur Verringerung des Zuges auf die Achillessehne. Wenn die Beschwerden schon in eine chronische Form übergegangen sind, dann können noch Methoden eingesetzt werden wie Akupunktur, Röntgentiefenbestrahlung oder Ultraschall. Manchmal ist eine Operation notwendig, um das entzündete oder chronisch veränderte Gewebe zu entfernen.

Achillessehnenriss

Plötzliche, starke Anspannungen der Wadenmuskulatur können die Achillessehne reißen lassen, vor allem dann, wenn sie schon lädiert ist. Bei stärkeren chronischen Schädigungen muss die Belastung nicht einmal so stark sein, damit es passiert. Ein lauter Schnalzer, ein kurzer, eigentlich gar nicht so schlimmer Schmerz wie ein Schlag auf die Ferse. Was das wirklich zu bedeuten hat, wird häufig erst etwas später klar. Dann nämlich, wenn der- oder diejenige den nächsten Schritt machen möchte. Es geht einfach nicht. Hinken ist das höchste der Gefühle. Die Ferse klebt am Boden. Wenn man den Bereich der Achillessehne abtastet, spürt man eine Delle und die Sache ist klar.

Symptome

▶ Kurzer Schmerz wie durch einen Tritt.

▶ Häufig ein schnalzendes Geräusch.

▶ Man kann die Ferse nicht mehr anheben.

▶ Manchmal ist eine Delle spürbar.

Was tun?

▶ Erstversorgung nach der PECH-Regel.

▶ Eine Schiene ist nicht notwendig, aber liegender Abtransport zum Arzt.

▶ Nichts essen und trinken, weil ein Achillessehnenriss so bald wie möglich operiert werden sollte. Die Enden einer gerissenen Sehne ziehen sich nämlich sehr schnell zurück.

Behandlung

Ein Riss der Achillessehne ist eine langwierige Sache. Sehnen heilen langsam und typischerweise reißt die Achillessehne an der Stelle, wo sie am schlechtesten durchblutet ist, nämlich etwa 3 bis 5 cm über dem Ansatz am Fersenbein. Im Allgemeinen wird der Fuß nach der Operation 3 Wochen mit einem Gips ruhig gestellt, danach muss 3 Wochen lang ein Spezialschuh getragen werden, der nur eine gewisse Bewegung erlaubt. Dann wird langsam mit der Mobilisation begonnen, wobei die Belastung langsam gesteigert wird. Wie lange die Heilung dauert, hängt von vielen Faktoren ab: vom Riss, von der Art der Operation, von der individuellen Verfassung usw. Für den „Alltagsgebrauch" ist die Achillessehne im Schnitt nach 3 Monaten wieder einsetzbar. Leistungssportler müssen sich etwa 9 Monate bis zum nächsten Wettkampf gedulden. An physiotherapeutischen Methoden werden vor allem Heilgymnastik – evtl. mit vorhergehender Kälteanwendung –, Massagen, Hydrotherapie und Elektrotherapie eingesetzt.

Seit einigen Jahren gibt es auch die Möglichkeit, einen Achillessehnenriss früh funktionell ohne Operation zu behandeln. Wenn sich bei der obligatorischen Ultraschalluntersuchung die Sehnenstümpfe in Spitzfußstellung auf weniger als 5 mm annähern, kann die Ausbehandlung in einem Spezialschuh erfolgen. Bei dieser Behandlung kann auch schon früh, etwa ab der dritten Woche nach dem Unfall, mit einer vorsichtigen Physiotherapie begonnen werden.

Vorbeugung für die Achillessehne

▶ Training und Sport dem Alter anpassen. Ab 30 lässt die Belastbarkeit der Achillessehne spürbar nach. Vor allem plötzliche Spitzenbelastungen oder Zeitläufe in unwegsamem Gelände meiden.

▶ Kein extremes Training auf sehr hartem oder sehr weichem Boden.

▶ Aufwärmen vor dem Sport, besonders die Wadenmuskulatur dehnen.

▶ Gelenkigkeit trainieren.

▶ Abwechslungsreich sporteln (macht auch mehr Spaß).

▶ Sporttechnik überprüfen, um Fehler zu beseitigen, die sich eingeschlichen haben – besonders, wenn sich schon Probleme mit der Achillessehne ankündigen.

▶ Schuhe und Ausrüstung aus dem kompetenten Fachhandel.

82

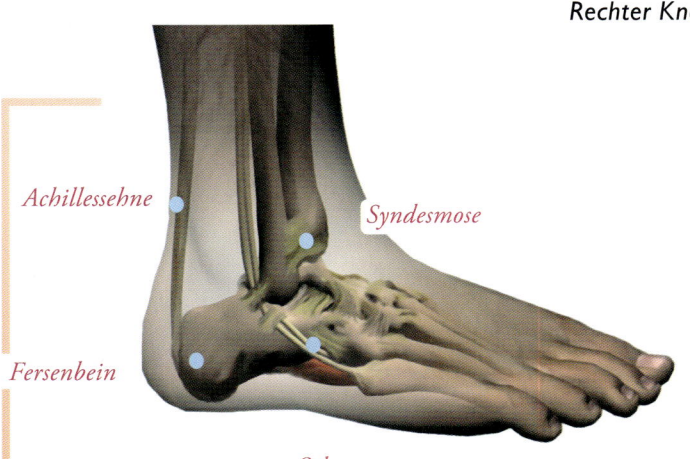

Achillessehne

Syndesmose

Fersenbein

Sehnen

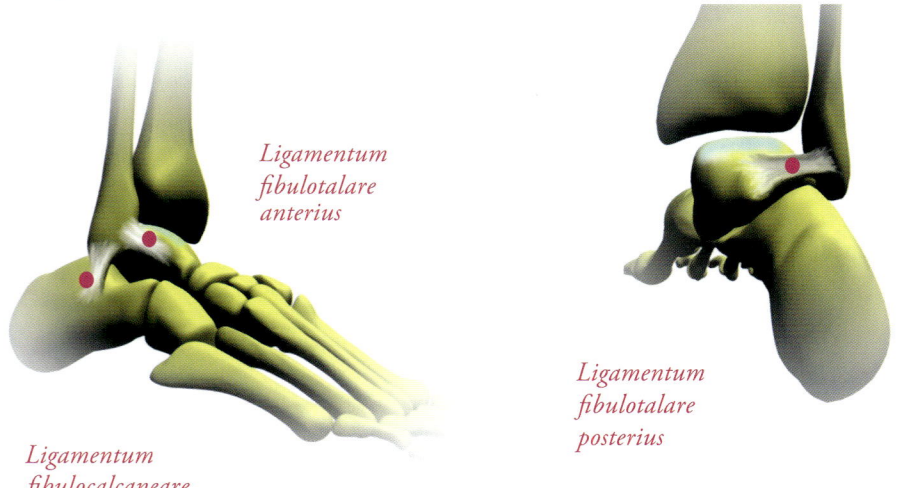

Ligamentum
fibulotalare
anterius

Ligamentum
fibulotalare
posterius

Ligamentum
fibulocalcaneare

Knöchel

Fehltritte und ihre Folgen

Damit wir den Fuß beugen, heben und drehen können, haben wir das Sprunggelenk, das den Fuß mit dem Unterschenkel verbindet. Das obere Sprunggelenk ist ein Scharnier und dient zum Heben und Senken des Fußes. Innen ist das Schien- und außen das Wadenbein mit Bändern am Sprung- bein befestigt. Die an der Innenseite mit Knorpel ausgekleideten Enden von Schien- bzw. Wadenbein umfassen das obere Sprunggelenk wie eine Gabel und bilden die Knöchel – das Schienbein den inneren und das Wadenbein den äußeren. Bei einem „verstauchten" Knöchel ist häufig das ganze Sprung- gelenk in Mitleidenschaft gezogen, also auch das untere Sprunggelenk, die drehbare Verbindung zu den Fußknochen, die ein Anheben der Fußränder ermöglicht. Eine Überdehnung der Bänder, die dieses Gebilde zusammenhal- ten, macht sich meist recht schmerzhaft bemerkbar.

So wie das Laufen und Springen Teil sehr vieler Sportarten ist, kommen Verletzungen des Sprunggelenks bei praktisch jeder Sportart vor. Besonders häufig sind sie bei Laufsportarten wie Basketball oder Fußball, auch bei Ten- nis oder Squash. Auch Wandern ist in dieser Hinsicht durchaus verletzungs- trächtig.

Meist ist das obere Sprunggelenk betroffen, und zwar durch Umknicken (Umknöcheln) in Bewegung. Dabei werden wiederum meist die den Knöchel außen umfassenden Bänder überdehnt, ein- oder durchgerissen, auch die Gelenkkapsel kann durch Risse oder Quetschungen lädiert werden. Verlet- zungen der Bänder des oberen Sprunggelenks sind überhaupt die häufigsten Blessuren im Sport. Davon betreffen weitaus die meisten (85 %) die äußeren Bänder, sehr wenige die inneren (5 %) und rund ein Zehntel die Bandverbin- dung von Schien- und Wadenbein im Bereich und über dem Sprunggelenk (Syndesmose).

Zu übersehen sind Sprunggelenkverletzungen kaum, auch wenn sie im besten Fall nicht allzu schmerzhaft sind und man durchaus weitermachen kann. Dabei ist aber zu bedenken, dass der Bandapparat häufig geschädigt und damit geschwächt wird und die Wahrscheinlichkeit steigt, dass es wieder passiert. Wer sich an solche Ereignisse eventuell auch in der Kindheit erin- nert, kann sich viel ersparen, wenn er Vorbeugungsmaßnahmen beherzigt.

Gut trainierte Sportler schaffen es sogar, ein eingerissenes Band zu ignorieren, weil die Muskeln bzw. deren Sehnen das Gelenk halten. Außerdem vergeht der beim Riss auftretende stechende Schmerz recht bald. Das ist allerdings höchst riskant. Denn das Gelenk ist nun gelockert und kann durch die fortgesetzte Belastung schwer beschädigt werden. Eine Arthrose nach einigen Jahren ist vorprogrammiert.

Ursachen

▶ Die Ursache für Knöchelverletzungen ist meist Überknöcheln.

▶ Weiters Überlastung, Übermüdung, Überforderung.

▶ Unebenheiten im Boden, Glätte.

▶ Falsches Schuhwerk.

▶ Fehlende Konzentration.

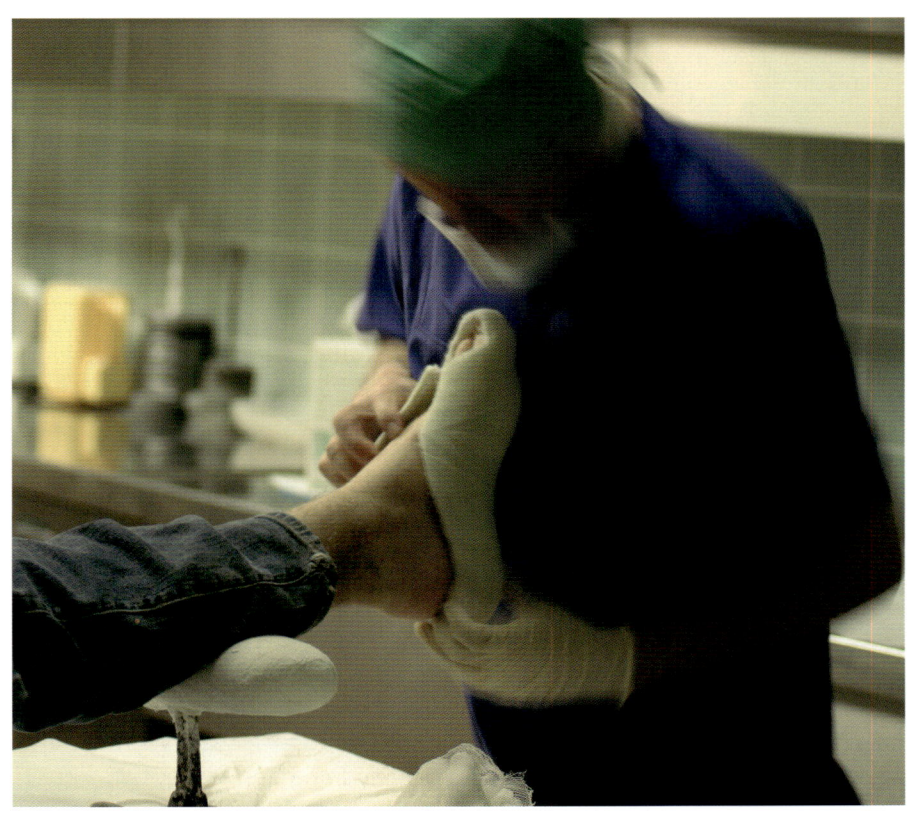

Verstauchung
(Zerrung, leichte Distorsion)

Dabei handelt es sich um die leichteste Verletzung des oberen Sprunggelenks.

Symptome

▶ Schmerzen, wenn das Sprunggelenk bewegt wird, wobei die Beweglichkeit aber nicht eingeschränkt ist.

▶ Druckempfindlichkeit am betroffenen Knöchel.

▶ Das Sprunggelenk ist leicht geschwollen.

In diesem Fall kann man sich selbst versorgen und behandeln – eventuell auch die sportliche Aktivität fortsetzen –, sollte das Gelenk bei nächster Gelegenheit aber schon von einem Arzt untersuchen lassen. Denn auch wenn die Schmerzen nicht allzu heftig sind, kann die Stabilität des Gelenks doch abnehmen. Das kann der Arzt feststellen.

Was tun?

▶ Erstversorgung nach der PECH-Regel.

Behandlung

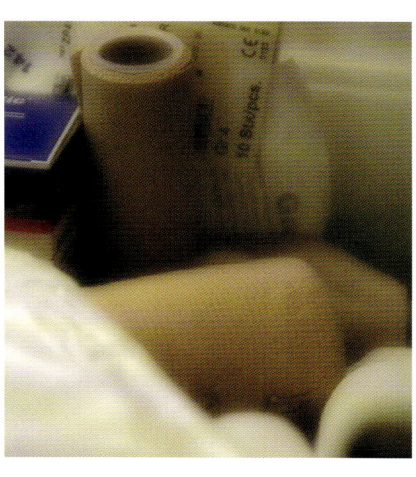

▶ Das Gelenk unbedingt schonen und hochlagern.

▶ Kälteanwendungen.

▶ Kühlender Salbenverband.

▶ Das Gelenk mit elastischer Bandage stabilisieren.

Was wie eine harmlose Überdehnung aussieht, kann auch ein kleiner Bänderriss oder eine Gelenksverletzung sein, und das sind ernsthafte Verletzungen. Werden sie nicht richtig behandelt, führen sie zu einer chronischen Instabilität des betroffenen Bandes und damit des ganzen Gelenks. Ohne Ruhigstellung verheilt das Band in gedehntem Zustand und bringt das biomechanische Gleichgewicht durcheinander. Dadurch wird man beim Gehen unsicher, ganz besonders in unebenem Gelände, und es steigt die Wahrscheinlichkeit, dass man wieder umknickt – ziemlich sicher mit gravierenderen Folgen.

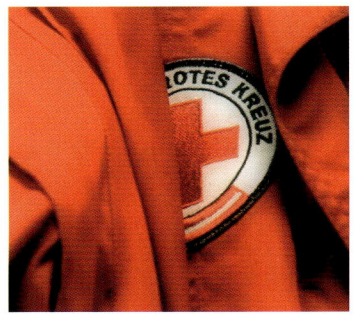

Schwerere Knöchelverletzungen

Wenn der Knöchel stark und anhaltend schmerzt, dann ist ein Arztbesuch dringend angeraten.

Symptome

▶ Der Knöchel schwillt innerhalb von Minuten extrem an und ist dazu meist blau verfärbt.

▶ Schmerzen auch beim geraden Auftreten, das Gehen ist kaum möglich.

▶ Hinweise auf Bändereinriss bzw. -riss: Ein kurzer, extrem starker, stechender Schmerz beim Umknicken weist ziemlich eindeutig auf einen Bänderriss hin. Typisch ist, dass die Schmerzen schnell nachlassen – zumindest wenn man den Fuß nicht bewegt. Wer es sich unbedingt verbeißen will, zum Arzt zu gehen, sollte es aber auf alle Fälle dann tun, wenn sich die Schmerzen trotz Ruhigstellen und Kühlen bis zum folgenden Tag nicht gebessert haben.

▶ Hinweis auf Knochenverletzungen: Die Schmerzen sind ebenfalls sehr stark, halten aber an. Oft liegt das Maximum der Schmerzen höher als bei Bandverletzungen und oberhalb der Knöchelspitze. Manchmal wird einem auch übel.

Was tun?

▶ Erstversorgung nach der PECH-Regel.

▶ Sofort zum Arzt.

Behandlung

Dahinter können verschiedene Verletzungen stecken, die von der schweren Bänderzerrung bis zum Bänderriss, von der Lockerung der Sprunggelenkgabel über eine Knochenabsplitterung bis zum oft sogar beidseitigen Knöchelbruch reichen. Dabei bricht der Fortsatz sowohl des Wadenbeins als auch des Schienbeins. Zwischen dem „einfachen" Knöchelbruch, bei dem meist der äußere Knöchel, also der Wadenbeinfortsatz, betroffen ist und dem beidseitigen Knöchelbruch gibt es zahlreiche Zwischenstufen.

Eine Knöchelverrenkung (Luxation) hingegen ist nicht zu übersehen, denn dabei gleitet der Gelenkkkopf nicht mehr in seine ursprüngliche Position zurück und der Fuß ist völlig verdreht.

Bänderzerrungen können auch in Kombination vorkommen. Besonders bei Gewalteinwirkung wie bei einem Schlag oder Tritt kann neben einem Seitenband auch die Bandverbindung zwischen Waden- und Schienbein (Syndesmose) reißen. Das passiert dann, wenn die Ferse nach innen knickt und gleichzeitig der Vorfuß mit Gewalt nach außen gedreht wird. Jeder Versuch, den Fuß zu drehen, verursacht extreme Schmerzen.

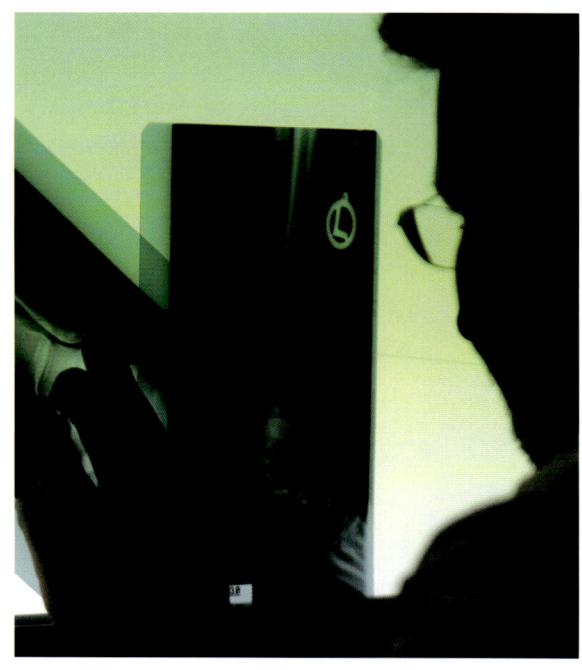

Welche Therapie der Arzt verschreibt, hängt vom Ausmaß und der Art der Verletzung ab und kann variieren. Zur Diagnose wird eine klinische Untersuchung mit Inspektion, Funktions- und Stabilitätsprüfung des Gelenks beim Arzt gemacht. Röntgenaufnahmen von vorne und von der Seite liefern weitere Informationen.

Das Ausmaß der Bandverletzung und die Instabilität des Gelenks kann mit einem gehaltenen Röntgen festgestellt werden, das jedoch unmittelbar nach dem Unfall erfolgen sollte (wenn bereits Verklebungsvorgänge in Gang sind - das ist bereits nach 24 Stunden - sollten keine gehaltenen Aufnahmen mehr durchgeführt werden). Im Liegen wird der betroffene Fuß seitlich auf eine Unterlage gelegt. Am Vorfuß wird ein Gewicht gehängt und nach einigen Minuten eine Röntgenaufnahme gemacht. Je stärker beschädigt die Bänder sind, umso weiter öffnet sich das Gelenk unter dem Gewicht. Da diese Prozedur recht schmerzhaft ist, bekommt man eine schmerzstillende Injektion in den Knöchel.

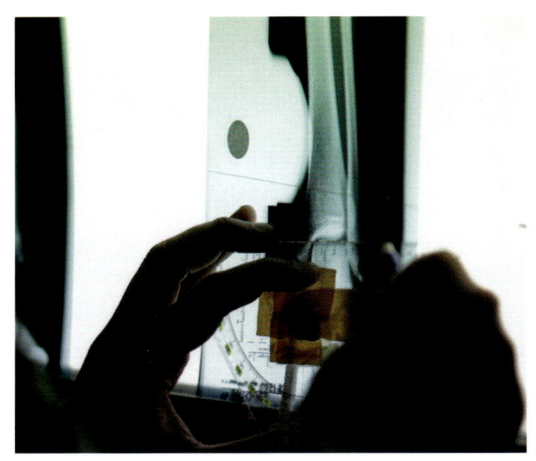

Wenn das Röntgen zu keiner klaren Diagnose führt, kann eine Magnetresonanztomografie weitere Aufschlüsse geben.

Wenn Bänder gerissen sind oder mehrfache Verletzungen vorliegen, kann eine Operation notwendig sein. Dabei wird der Kapsel- und Bandapparat gerafft oder die gerissenen Bandstrukturen werden genäht, um das Gelenk wieder zu stabilisieren.

An konservativen Therapien stehen verschiedene zur Auswahl:

▶ Elastischer Verband, Tapeverband, Schienenverband (Knöchelschiene, z.B. Aircast), um das Gelenk für ca. 6 Wochen teilweise ruhig zu stellen. In den ersten Tagen kann überhaupt ein Gips notwendig sein. Nicht vergessen: so viel wie möglich hochlagern, um die Schwellung zu vermeiden. Tipp: Eisbeutel auf den Verband aufgelegt können die Schwellung und damit die Beschwerden merklich lindern.

▶ Entzündungshemmende und schmerzstillende Medikamente für kurze Zeit.

▶ Physikalische Therapie: Kälteanwendungen, Elektrotherapie, Lymphdrainagen, Massagen, Heilgymnastik, Koordinationsübungen.

▶ Orthopädische Einlagen sowohl für Sport- als auch für Straßenschuhe.

Solange der Knöchel noch weh tut, darf man auf keinen Fall Sport betreiben. Wie lange es dauert, bis ein lädiertes Band wieder schmerzfrei ist, hängt natürlich von der Schwere der Verletzung ab. Für den Anfang kann eine Sportorthese günstig sein, z.B. ein fest anliegender, stützender Strumpf um den Knöchel.

Den Heilungsprozess unterstützen

▶ Die Ruhephasen einhalten.

▶ Nicht früher als empfohlen mit dem Sport beginnen, um keine weitere Schäden zu provozieren.

▶ Das Aufbautraining speziell für die Unterschenkelmuskulatur sollte unbedingt mit einem ausgebildeten Physiotherapeuten gemacht werden. Gerade bei Sprunggelenksverletzungen haben sich Übungen mit einem Gummiband (Physioband, Theraband) bewährt. Der Vorteil: Sie lassen sich auch sehr gut zu Hause durchführen.

▶ Auch wenn es vielleicht schwer fällt: Frauen sollten am besten ganz auf hochhackige Schuhe verzichten.

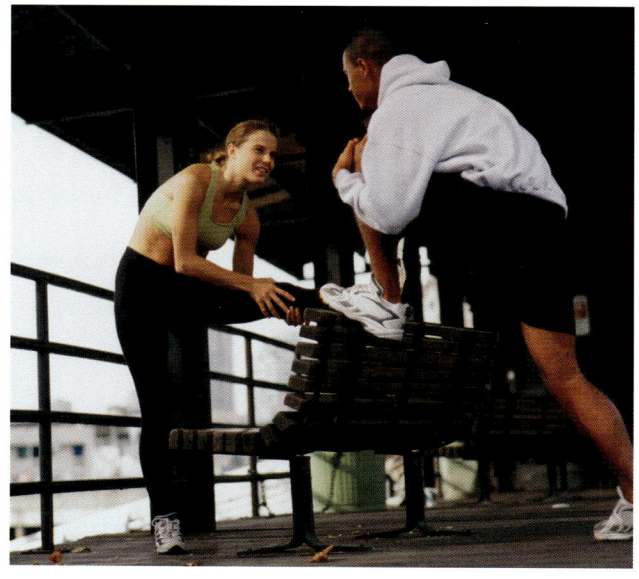

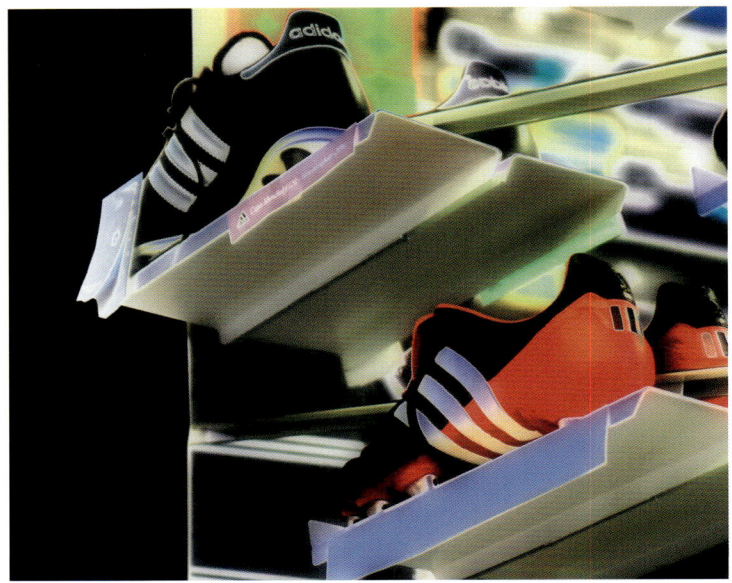

Fußballerknöchel

Fußballer entwickeln nicht selten einen Knöchel gleichen Namens: den „Fußballerknöchel". Meist sind es chronische Überdehnungen im Sprunggelenk – häufig eine Folge wiederholter Bandverletzungen, die entweder eine übermäßige Streckung oder Beugung im Sprung-gelenk ermöglichen. Dadurch können sich im vorderen Gelenkteil knöcherne Randzacken oder chronische Entzündungen bilden.

Symptome

▶ Schmerzen beim Beugen und Strecken des Sprunggelenks.

▶ Schmerzen beim Schießen.

▶ Das Gelenk verliert an Beweglichkeit.

Behandlung

▶ Entzündungshemmende Salben.

▶ Gymnastik zur Stabilisierung im Sprunggelenk.

Wenn sich keine Besserung einstellt, dann sollte der Knöchel vom Arzt untersucht werden. Allerdings sind häufig keine Veränderungen im Gelenk nachweisbar.

Weitere Behandlung:

▶ gelenkstabilisierende Tapeverbände,

▶ Cortisoninjektionen.

Wenn es auch damit zu keiner Besserung kommt, kann eine Operation sinnvoll sein, um vorhandene knöcherne Randzacken zu entfernen und die Bänder zu straffen.

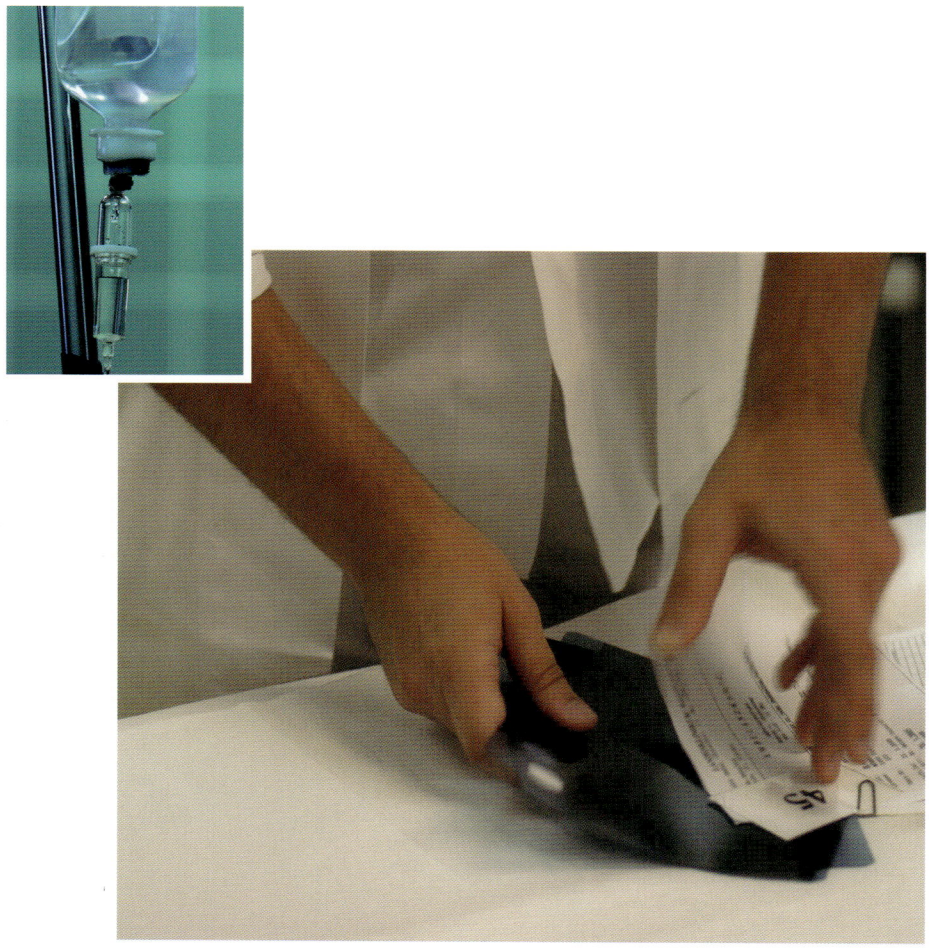

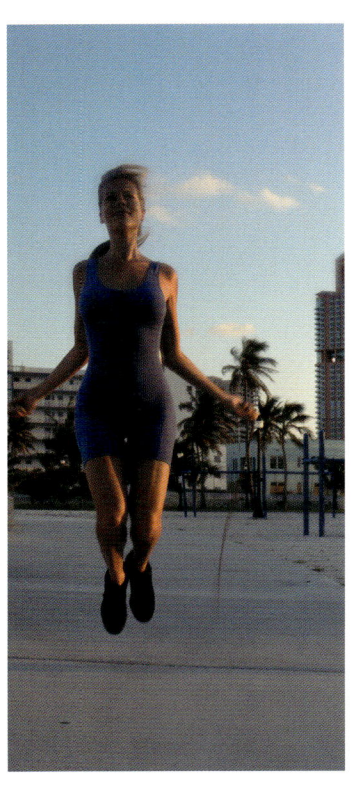

Vorbeugung Sprunggelenkverletzungen

Manche Menschen haben eine angeborene Bindegewebschwäche und neigen daher besonders zu Bänderzerrungen und Verstauchungen von Gelenken. Dann sind Vorbeugungsmaßnahmen besonders wichtig.

▶ Volle Konzentration beim Sport, keine Überbelastung und Übermüdung.

▶ Besondere Vorsicht auf unebenem Gelände, z.B. beim Waldlauf oder auf Feldwegen.

▶ Hohe Sportschuhe bei Sportarten mit besonderem „Knöchelrisiko" wie Handball, Volleyball, Basketball usw., vor allem in der Halle.

▶ Generell gute Sport- und Straßenschuhe verwenden, d.h. solche mit gutem Halt, Fußbett – und ohne abgetragene Sohlen.

▶ Kräftigung der Unterschenkelmuskulatur. Besonders günstig sowohl für Waden- als auch für Fußmuskeln: Barfuß gehen, vor allem draußen.

▶ Koordinationsübungen für das Sprunggelenk, z.B. Schnurspringen, Balancieren (z.B. auf einem Therapiekreisel oder „Wackelbrett").

▶ Gleichgewicht bzw. Körperwahrnehmung trainieren, z.B. durch Stehen auf einem Bein mit geschlossenen Augen (ca. 30 Sekunden) oder indem man sich mit dem Fußballen auf eine Stufe stellt und mit der Ferse nach unten wippt. Balancieren ist natürlich auch gut für das Gleichgewicht.

▶ Bei starker Neigung zum Umknicken empfehlen sich Einlagen, die dem entgegenwirken. Dabei wird berücksichtigt, ob man eher nach innen oder eher nach außen umknickt.

Knie

Das Kreuz mit dem Kreuzband

Das Knie ist das größte Gelenk des Körpers, vielbeansprucht und das vor allem im Sport. In den vergangenen Jahren haben Knieverletzungen stark zugenommen, was bei Profisportlern andere Gründe hat als bei Hobbyathleten. Besonders die Anzahl der Kreuzbandrisse hat Ausmaße einer „Epidemie" angenommen. Während Profis den immer extremeren und geradezu akrobatischen Anforderungen im Sport mit Knieverletzungen Tribut zollen müssen, ist die Ursache bei Freizeitsportlern eher in Selbstüberschätzung und bestimmten Entwicklungen der Ausrüstung zu suchen.

An erster Stelle stehen dabei Bandverletzungen – vor allem Verletzungen des Innen- und des vorderen Kreuzbandes – und diese häufen sich vor allem bei Skifahrern. Die Ursache liegt vor allem in der Bauweise moderner Skischuhe, die den Fuß bis weit über den Knöchel fixieren. Weiters dürften mangelnde Kondition und möglicherweise auch die taillierten Carvingski dazu beitragen. Schon als Buckelpisten noch gang und gäbe waren, sind die Knie häufig zu Schaden gekommen, allerdings waren es damals eher die Menisken. Jedenfalls werden pro Jahr in Österreich allein bei

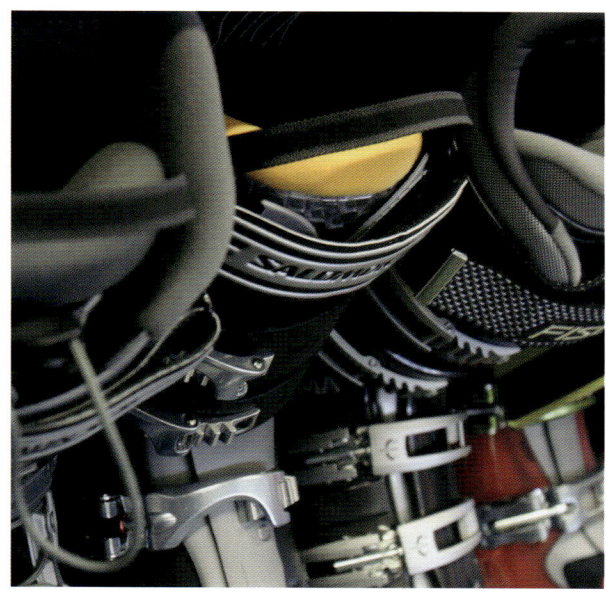

Skifahrern etwa 30.000 Kniegelenkverletzungen registriert, wobei allerdings rund zwei Drittel auf ausländische Gäste entfallen. Die zweite große „Risikogruppe" für Knie(band)verletzungen sind Fußballer – die Stoppeln an den Schuhen halten den Fuß am Boden fest, der Körper wird gedreht, das Knie trägt den Schaden davon.

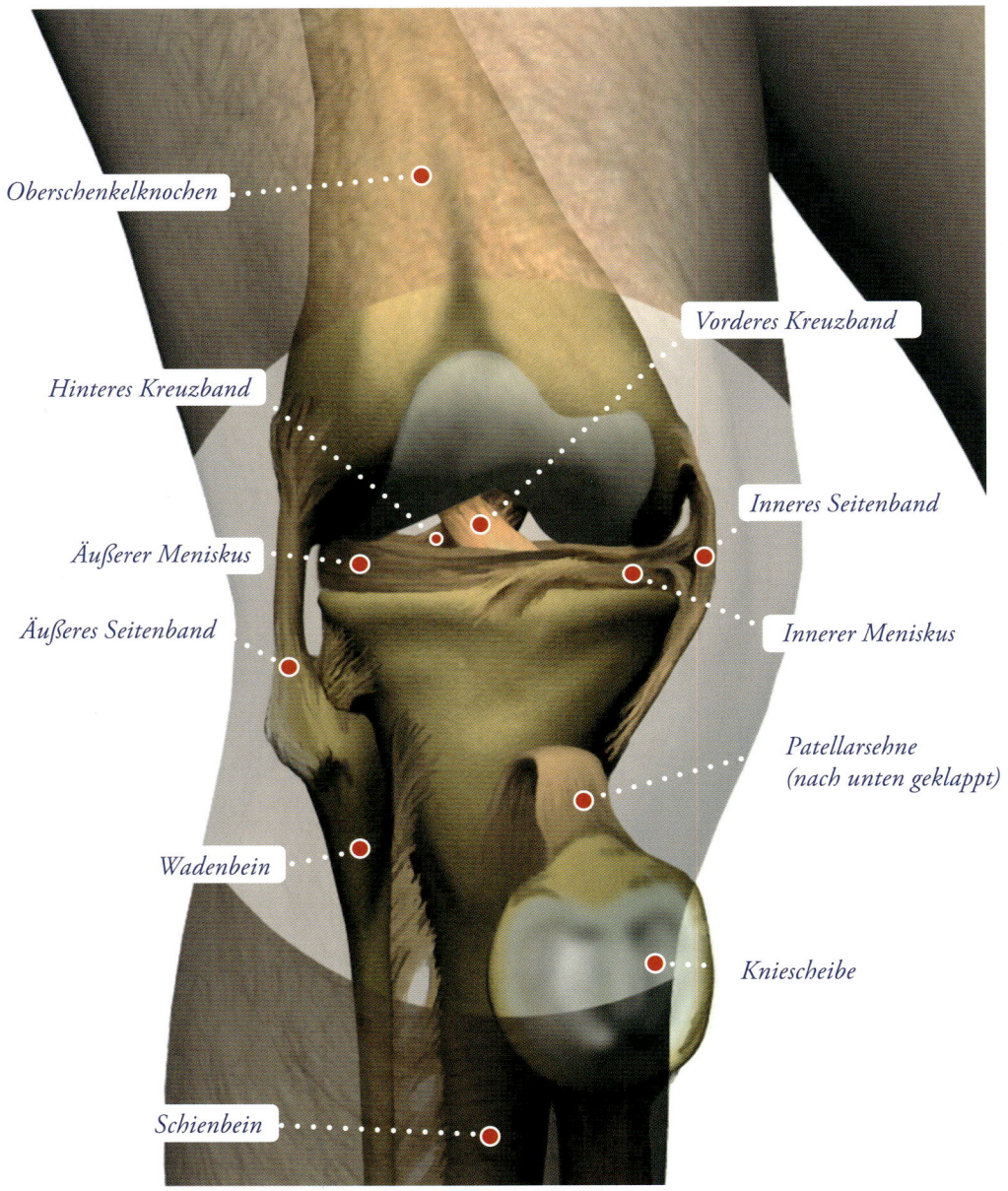

Oberschenkelknochen

Vorderes Kreuzband

Hinteres Kreuzband

Inneres Seitenband

Äußerer Meniskus

Äußeres Seitenband

Innerer Meniskus

Patellarsehne
(nach unten geklappt)

Wadenbein

Kniescheibe

Schienbein

Das Innenleben des von außen eher unspektakulären Körperteils „Knie" erweist sich als Glanzstück der Biomechanik. In einem einzigen Gelenk sind Schienbein mit Oberschenkelknochen, Schien- mit Wadenbein sowie Kniescheibe mit Oberschenkelknochen verbunden und zwar so, dass nicht nur der Unterschenkel an den Oberschenkel in alle Richtungen fixiert wird und gleichzeitig das Bein gebeugt und gestreckt werden kann. Darüber hinaus kann der Unterschenkel nach innen und außen gedreht werden.

Dazu ist ein gefinkeltes Bandsystem da, das zusammen mit Gelenkkapsel und Muskulatur mit ihren Sehen das Kniegelenk in jeder Stellung stabilisiert. Die inneren und äußeren Seitenbänder verhindern, dass das gestreckte Knie

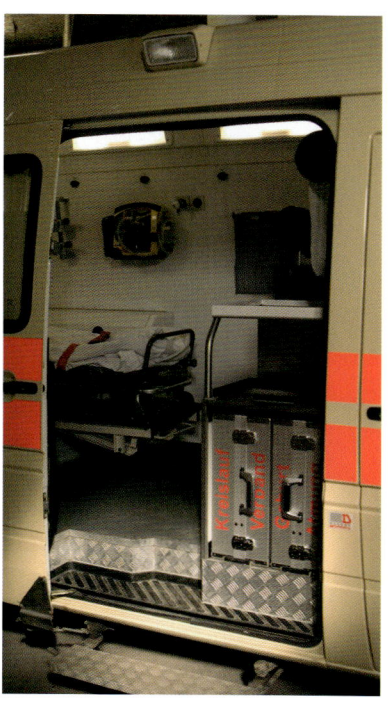

nach außen oder innen umknickt. Im Inneren sorgen zwei über Kreuz laufende Bänder – das vordere und das hintere Kreuzband – dafür, dass Ober- und Unterschenkel nach vor- und rückwärts fixiert sind. Sie liegen nicht nur zentral, sie spielen auch eine zentrale Rolle für die Stabilität des Knies. Ganz besonders wichtig sind sie beim Beugen des Knies. Dabei sind die Seitenbänder nicht gespannt und der Unterschenkel würde ohne Kreuzbänder vor- und zurückrutschen. Da viele Sportarten ohne dynamisches Beugen und Strecken der Beine nicht denkbar sind und dabei gewaltige Kräfte auf das Knie einwirken können, kann man sich vorstellen, wie wichtig die Kreuzbänder für Sportler sind.

Eine wesentliche Rolle im Knie spielen die beiden halbmondförmigen Menisken aus Knorpelgewebe, die als „Stoßdämpfer" und Gleitkörper fungieren und verhindern, dass Oberschenkel- und Schienbeinknochen aneinander reiben. An der Außenseite sind sie mit der Gelenkkapsel verbunden.

An der Vorderseite ist das Gelenk durch die knöcherne Kniescheibe geschützt, über die eine sehr kräftige Sehne (Patellarsehne) zum Unterschenkel zieht. Nach oben stellt diese Sehne die Verbindung zu den Oberschenkelmuskeln her.

So zahlreich die Bestandteile des Kniegelenks sind, so zahlreich sind die Möglichkeiten für Verletzungen. Sie können die diversen Bänder, die Menisken, die Gelenkkapsel, den Knorpel, die Kniescheibe oder die Kniescheibensehne betreffen und das häufig in Kombination. Während die verschiedenen Knieverletzungen früher nur schwer voneinander abgrenzbar waren, wurde mit Einführung der Arthroskopie und der Magnetresonanztomografie eine sehr exakte Diagnostik und damit optimal angepasste Behandlung möglich. Bemerkbar machen sich schwere Knieverletzungen durch meist beträchtliche Schmerzen, Schwellungen und Instabilität – in manchen Fällen auch durch eine Blockierung des Gelenks. Bei Knieverletzungen ist es praktisch immer ratsam, einen Arzt aufzusuchen. In vielen Fällen wird man wegen der Bewegungseinschränkung und der Schmerzen ohnehin die Rettung rufen.

Ursachen

▶ Die Ursachen für Knieverletzungen liegen in den meisten Fällen bei Stürzen und da vor allem Drehstürzen. Sehr „anfällig" dafür sind Skifahrer und Fußballer.

▶ Überlastung, Übermüdung, Überforderung.

▶ Mangelnde Technik.

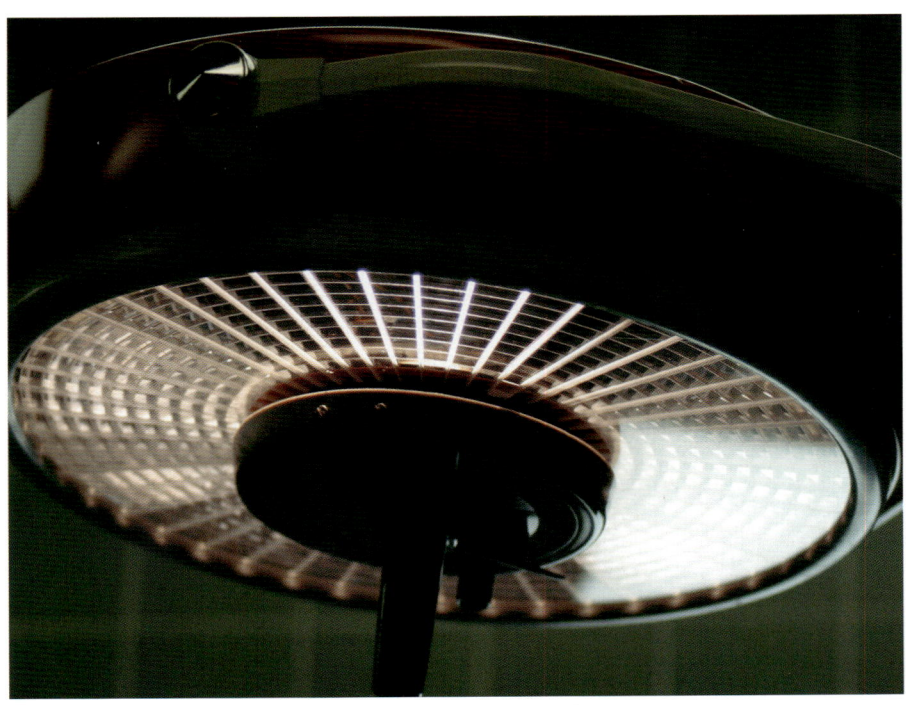

Bandverletzungen

Zerrung inneres Seitenband

Die leichteste und noch am ehesten selbst behandelbare Verletzung des Bandapparates im Knie ist eine isolierte Zerrung des inneren Seitenbandes.

Für eine Überdehnung, einen Teileinriss oder gar Riss des Seitenbandes gilt das schon nicht mehr. Eine isolierte Zerrung des inneren Seitenbandes tritt bei einer Krafteinwirkung auf, die den Unterschenkel nach außen abschert. Häufige Ursachen sind Stürze beim Skifahren, Pressbälle beim Fußballspielen oder schlicht und einfach Ausrutschen.

Symptome

▶ Plötzlicher, stechender Schmerz bei einer Fehlbelastung an der Innenseite des Knies, der aber bald nachlässt.

▶ In der Folge ist die Stelle druckempfindlich.

▶ Das Beugen und Strecken des Knies ist schmerzhaft und das unter Umständen einige Wochen lang, das Gehen mit gestrecktem Knie ist aber mehr oder weniger problemlos möglich. Das Gelenk ist stabil und höchstens an der Seite leicht geschwollen.

Was tun?

▶ Erstversorgung nach der PECH-Regel.

▶ Bein hochlagern: Den Unterschenkel mit einer zusammengelegten Decke unterlegen oder mit einem Kissen, das mindestens so lang ist wie der Unterschenkel.

Behandlung

▶ Weitere Kälteanwendungen.

▶ Kühlende und abschwellende Salbenverbände.

▶ Ein elastischer Kniestrumpf oder eine elastische Bandage können beim Gehen angenehm stabilisierend wirken. Unbedingt darauf achten, dass sie nicht so eng anliegen, dass sie den Blutrückfluss behindern. Einem Blutstau kann man auch vorbeugen, indem man Fuß und Unterschenkel bandagiert.

▶ Nur soweit belasten, als angenehm und zwei bis drei Wochen mit dem Training pausieren.

▶ Wenn sich die Beschwerden nach einer Woche nicht deutlich gebessert haben, ist eine ärztliche Untersuchung dringend anzuraten.

Eine vorsorgliche Untersuchung durch den Arzt ist bei jeder Knieverletzung zu empfehlen.

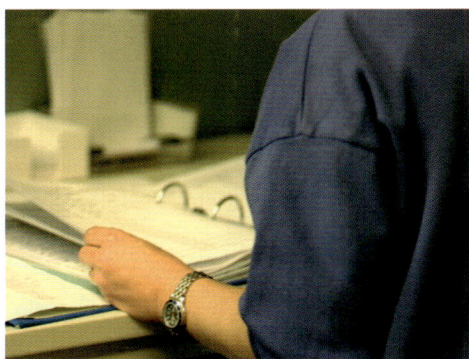

Schwere Bandverletzungen im Knie

Eine Überdehnung, ein Teileinriss oder Riss einer Bandverbindung im Knie ist als schwere Verletzung anzusehen, egal ob es sich um Seiten- oder Kreuzband handelt. In diesem Fall sind die Symptome schon deutlich stärker.

Symptome

▶ Plötzlicher, stechender Schmerz im Knie, der einige Zeit anhält, dann aber nachlässt; ein Riss kann als solcher spürbar sein, und zwar als „Schnalzer".

▶ Kurze Übelkeit kann auftreten.

▶ Das ganze Knie schwillt an.

▶ Bewegungen sind sehr schmerzhaft.

▶ Das Gelenk ist instabil, beim Versuch zu gehen kann man das Gefühl haben, dass es „wegkippt".

Was tun?

▶ Erstversorgung nach der PECH-Regel.

▶ Sofort zum Arzt.

Um feststellen zu können, welche Art von Verletzung vorliegt, werden mehrere Untersuchungsmethoden eingesetzt. Die klinische Diagnose mit der Beurteilung von Schwellung, Beweglichkeit und Stabilität der Bänder ist meist schon sehr aufschlussreich. Im Allgemeinen werden auch Röntgenaufnahmen gemacht, um zu sehen, ob Knochen verletzt sind. Zu genaueren Abklärung der Bandverletzungen kann ein Ultraschall sinnvoll sein. Meist wird allerdings eine Magnetresonanztomografie gemacht.

Bandverletzungen im Knie können in verschiedenen Kombinationen auftreten. Relativ häufige Knieverletzungen in aufsteigender Schwere:

▶ Seitenband(ein)riss innen plus Abriss an der Aufhängung des Innenmeniskus,

▶ Seitenband(ein)riss innen plus Riss der vorderen Kreuzbandes,

▶ Seitenband(ein)riss innen plus Abriss an der Aufhängung des Innenmeniskus plus Riss des vorderen Kreuzbandes,

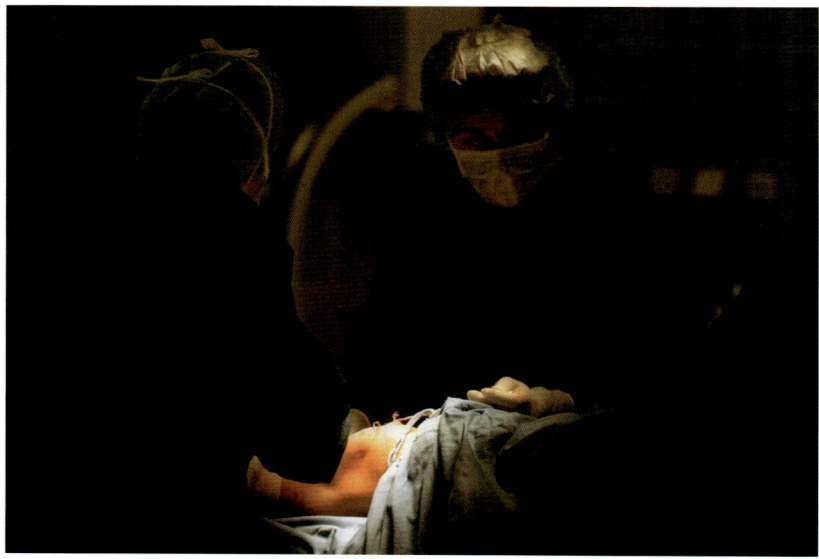

▶ Seitenband(ein)riss innen plus Abriss an der Aufhängung des Innenmeniskus plus Riss des vorderen und des hinteren Kreuzbandes,

▶ zusätzliche oder alleinige Knorpelverletzungen.

Die Behandlung richtet sich nach der Schwere der Verletzung und kann von einer Ruhigstellung durch Verbände und Schienen bis zu einer Operation zur Wiederherstellung der betroffenen Bänder reichen. Während ein eingerissenes Band (vor allem Seitenband) von selbst wieder heilt, ist das bei einem eingerissenen Meniskus nicht der Fall. Dazu sind die Knorpelscheiben zu wenig durchblutet. Ist ein Meniskus lädiert, wird daher auch dieser je nach Verletzung möglichst rekonstruiert bzw. bei Ausriss wieder befestigt. An erster Stelle stehen dabei die Bemühungen, möglichst viel vom Meniskus zu erhalten. Erst wenn es keine andere Möglichkeit gibt, werden verletzte Teile entfernt.

Gerade bei der Behandlung von Knieverletzungen hat es in den vergangenen Jahrzehnten große Fortschritte gegeben. Das betrifft einerseits die Operationstechniken (arthroskopische Operation; Gelenkspiegelung; „Knopflochchirurgie"), Ersatzmöglichkeiten bei durchgerissenen Bändern vor allem durch körpereigene Sehnen und die Reparatur von Knorpelschäden. Abgelöste Knorpelteile können zum Beispiel mit Stiften aus biologischem Material wieder befestigt werden, die sich mit der Zeit auflösen. Sogar die Nachzüchtung von körpereigenem Knorpelgewebe im Labor ist möglich, jedoch so teuer, dass sie nur in sehr speziellen Fällen Anwendung findet. Während der Oberschenkelmuskel durch die lange Ruhigstellung früher zu viel Umfang verloren hat, ist die Einbuße durch die neuen Behandlungsmethoden heute deutlich kleiner.

Unverzichtbarer Teil der Behandlung ist die Physiotherapie, die von Lymphdrainagen und Massagen über passive und aktive Bewegungsübungen bis zum Training für den Erhalt bzw. Aufbau der Oberschenkelmuskulatur reicht. Die Ruhigstellung soll ja nur teilweise sein und vor unwillkürlichen und zu großen Bewegungen schützen. Vom ersten Tag an sind Bewegungsübungen ein Teil der Physiotherapie. Nur so kann verhindert werden, dass das Gelenk versteift und dass die Muskeln noch mehr abgebaut werden, als das durch die eingeschränkte Beweglichkeit zwangsweise der Fall ist.

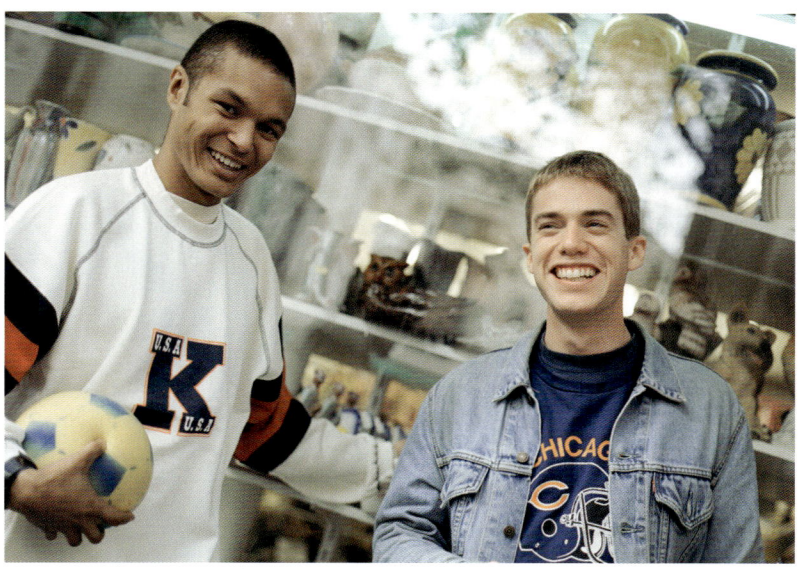

Trendverletzung Kreuzbandriss:
operieren oder nicht?

Kreuzbandverletzungen werden durch Kräfte verursacht, die bei gebeugtem Knie den Unterschenkel verdrehen und nach außen drücken. Häufig sind sie bei Stürzen im Skisport (Verschneiden auf der Innenkante) oder Fouls beim Fußballspielen.

Wenn das Knie bei fixiertem Unterschenkel gleichzeitig belastet und gedreht wird, können die Menisken geschädigt werden. Klassisches Opfer ist der Fußballspieler, der durch die Schuhstoppeln am Boden fixiert eine Seitwärtsdrehung des Körpers versucht.

Wenn mehrere Bänder im Knie gerissen sind oder dazu ein Meniskus beschädigt, dann ist in den meisten Fällen eine Operation notwendig. Wenn aber nur das vordere Kreuzband betroffen ist, dann ist die Situation nicht so eindeutig. Ob eine Operation sinnvoll und empfehlenswert ist, hängt von mehreren Faktoren ab. Im Prinzip können auch die Muskeln des Oberschenkels mit den verbliebenen Bändern das Knie so stabil halten, dass es für den Alltag reicht – entsprechendes Training vorausgesetzt. Ob eine Bandrekonstruktion notwendig ist, hängt von der Stabilität des Kniegelenks nach erfolgtem Muskelaufbau ab. Ab etwa 60 Jahren raten viele Ärzte eher davon ab, sich der doch aufwändigen Operation und mühsamen Rehabilitation zu unterziehen. Das ist aber nur ein sehr grober Richtwert, denn der Lebensstil des Betroffenen spielt eine wesentliche Rolle. Wenn man sich auch in Zukunft noch intensiver sportlich betätigen möchte, dann ist eine Operation immer sinnvoll, auch wenn eine Operation immer mit Komplikationen verbunden sein kann. Denn die Muskeln allein können dem Knie niemals eine solche Stabilität verleihen wie es das Zusammenspiel mit dem Kreuzband erreicht. Und mit einem instabilen Knie steigt die Verletzungsgefahr.

Sehr junge Patienten werden vornehmlich konservativ behandelt.

Der Operationszeitpunkt ist variabel. Bei ausgedehnten Schäden im Knie wird eher früher operiert. Wenn der Bluterguss im Knie so groß ist, dass er mittels Punktion entfernt werden muss, dann wird oft gleich die Knieoperation angeschlossen, um einen zweiten Eingriff zu vermeiden. Allerdings besteht häufig die Möglichkeit, zwei bis vier Wochen nach dem Unfall zu operieren, wenn die Schwellungen zurückgegangen sind. In dieser Zeit sind isometrische Übungen für die Oberschenkelmuskeln unbedingt zu empfehlen, um die Muskelfunktionen so weit wie möglich zu erhalten. Durch Bewegungen, die keine Abscher- oder Drehbewegungen verursachen, wie z.B. Rad fahren, kann der Muskelschwund in Grenzen gehalten werden.

Am besten bewährt hat sich ein Ersatz des Kreuzbands durch körpereigene Sehnen. Kunststoffimplantate haben eine zu geringe „Lebensdauer". Am häufigsten wird ein Teil der Patellasehne verwendet. Je nach individuellen Voraussetzungen kommen auch Teile der Sehne in der Kniebeuge oder von einem Sehnenbündel im Oberschenkel zum Einsatz. Die Operation selbst wird dem Stand der Technik entsprechend arthroskopisch durchgeführt, nur vorne am Knie muss ein längerer Schnitt für die Entnahme des Patellasehnenteils gesetzt werden. Im Allgemeinen wird der Eingriff unter Vollnarkose durchgeführt, ein Kreuzstich wird eher selten gemacht.

Schon am Tag nach der Operation wird mit einem Bewegungsprogramm begonnen, das anfangs freilich noch sehr eingeschränkt sein muss. Geht es nur um das Kreuzband, darf man meist nach zwei Tagen auftreten. Sind zusätzlich Meniskus oder Knorpel betroffen, darf man den Fuß längere Zeit nur teilweise belasten. Nach einer intensiven Physiotherapie

mit Gelenkslockerung, Dehnprogramm, Fahrrad- und spezifischem Muskeltraining, anfangs mit schützender Beinschiene und später Kniestrumpf, darf
man nach etwa sechs Monaten zurück ins volle Sportlerleben. Beim Skifahren zum Beispiel ist aber im nächsten Winter noch Vorsicht angesagt. So gut
funktionieren die Reflexe noch nicht, daher sollte man lieber auf weichem
Schnee fahren und langsamere Abfahrten wählen.

Vorbeugung Bandverletzungen im Knie

▶ Gute Grundkondition.

▶ Konzentration, keine Überforderung.

▶ Aufwärmen vor dem Sport, vor allem die Oberschenkelmuskulatur.

▶ Skifahren: Bindung richtig einstellen, Carvingtechnik lernen.

▶ Das eigene Können realistisch einschätzen und die Pisten dementsprechend auswählen.

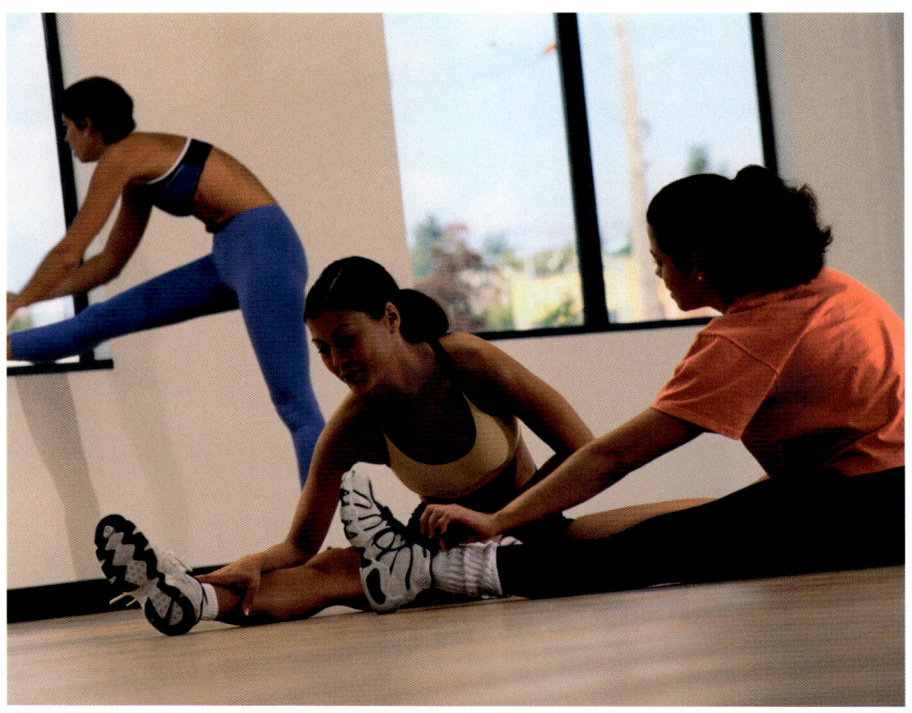

Meniskusschaden

Infolge von Belastungen über lange Zeit und mit zunehmendem Alter können die Menisken auch ohne unmittelbaren äußeren Anlass ein- oder abreißen. Zumindest bei kleinen Einrissen können sich die Beschwerden in Grenzen halten, sodass der Arztbesuch aufgeschoben wird. Das begünstigt aber die Entstehung von Gelenkergüssen, Reizknie und Arthrose, also der chronischen Gelenkentzündung.

Symptome

▶ Schmerzen innen oder außen am Knie, vor allem beim Auftreten, Treppensteigen, beim Aufstehen und beim Abwärtsgehen.

▶ Das Bein lässt sich kaum oder gar nicht mehr ausstrecken, wenn sich ein Stückchen Meniskusgewebe im Gelenk einklemmt.

Was tun?

▶ Kälteanwendungen.

▶ Zum Arzt.

Mit Hilfe von bildgebenden Verfahren wie dem Ultraschall, Röntgen oder der Magnetresonanztomografie kann der Arzt das Ausmaß des Schadens feststellen.

Behandlung - geringe Schäden

▶ Weitere Kälteanwendungen.

▶ Entzündungshemmende Salben und Medikamente.

▶ Injektionen mit einem Lokalanästhetikum und Cortison können die Reizzustände lindern.

Bei schweren Meniskusschäden ist eine Operation sinnvoll, die arthroskopisch durchgeführt wird. Dabei werden eingerissene Stückchen wieder angenäht oder schon zerstörtes Gewebe entfernt. Im Prinzip kann man auch ohne Meniskus leben, allerdings ist damit meist die Entwicklung einer Kniegelenkarthrose vorprogrammiert.

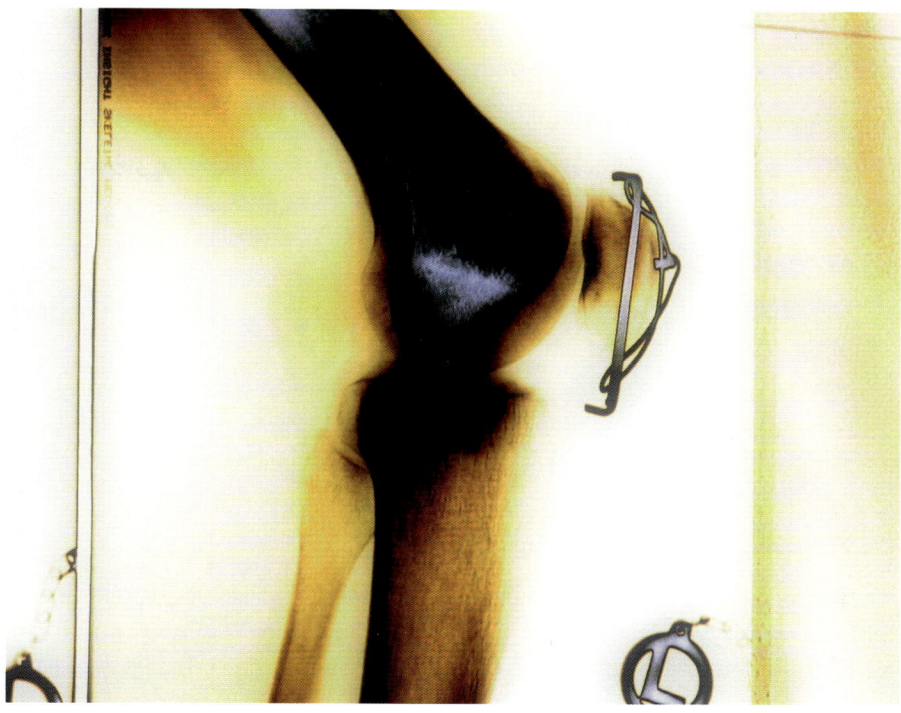

Kniescheiben-Luxation (Patella-Luxation)

Aufgrund einer Veranlagung, bei einem Sturz oder durch einen heftigen Stoß bei gestrecktem Bein kann sich die Kniescheibe seitlich verschieben. Das sieht schlimmer aus als die Verletzung eigentlich ist. Meist gleitet die Kniescheibe spontan wieder an ihren Platz zurück.

Am häufigsten anzutreffen ist diese Verletzung beim Fußball und bei Kampfsportarten.

Symptome

▶ Starke Schmerzen im Knie.

▶ Die Kniescheibe liegt deutlich seitlich am Knie, meist außen.

▶ Man kann das Knie nicht bewegen.

Was tun, wenn
die Kniescheibe nicht spontan zurückspringt?

▶ Bein durchstrecken, eventuell kommt es zu einer Spontaneinrenkung.

▶ Niemals selbst gewaltsam einrenken versuchen.

▶ Knie nie mit Gewalt beugen.

▶ Hochlagern.

▶ Vorsichtig kühlen.

▶ Zum Arzt.

Aber selbst wenn die Kniescheibe selbst zurückgesprungen ist, sollte nach der Erstbehandlung mit Hochlagerung und Kälteanwendung der Arzt aufgesucht werden, da Risse oder Quetschungen am Knorpel entstanden sein könnten.

Behandlung & Vorbeugung

Nach einer erstmaligen Patella-Luxation kann eine circa 3-wöchige Ruhigstellung angezeigt sein, verbunden mit Kälteanwendungen, Massagen und Elektrotherapie. Unbedingt notwendig ist eine Kräftigung der Oberschenkelmuskulatur und hier des Muskulus vastus medialis, am besten mit Unterstützung eines Physiotherapeuten. Anfangs kann eine stützende Bandage angenehm sein und ein Gefühl der Sicherheit vermitteln.

Wenn sich die Kniescheibe immer wieder von ihrem Platz „verabschiedet", kann eine Operation sinnvoll sein. Das Ziel dabei ist eine Verlagerung des Streckapparates zur Mitte hin.

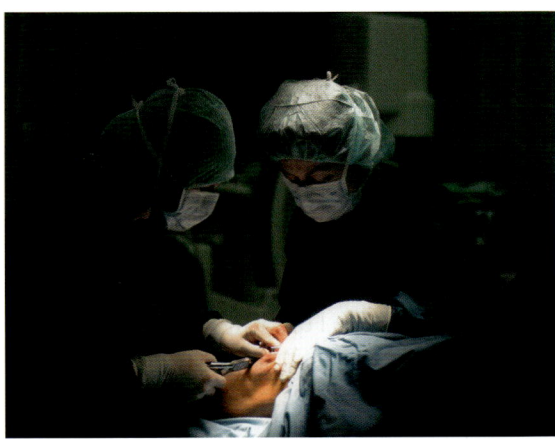

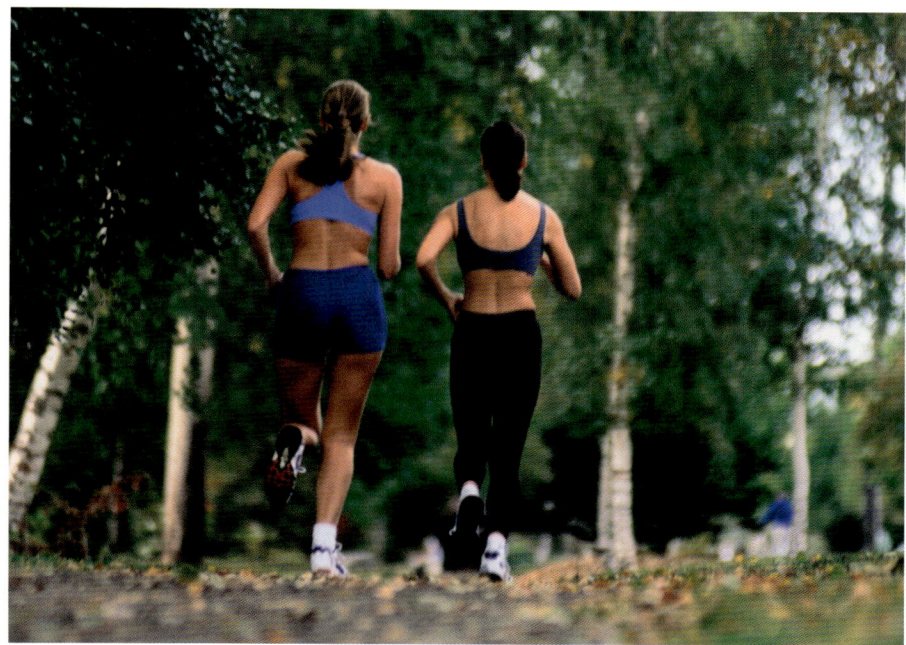

Läufer und ihre Knie

Laufen gehört zweifellos zu den besten Ausdauersportarten, birgt aber doch auch die gar nicht so seltene Möglichkeit von Gelenkbeschwerden, vor allem in den Knien.

Das zeigt sich schon daran, dass es zwei verschiedene Beschwerdebilder gibt, die als „Läuferknie" bezeichnet werden.

„Läuferknie I"
(Patellofemorales Schmerzsyndrom)

Dabei reibt die Kniescheibe am unteren Ende des Oberschenkelknochens, was sehr schmerzhaft sein kann. Die Beschwerden treten anfangs vor allem beim Bergablauf auf, später ständig. Es kommen mehrere Ursachen in Betracht. In den meisten Fällen dreht der Läufer die Füße zu stark einwärts. Der vordere Oberschenkelmuskel zieht die Kniescheibe jedoch nach außen und deshalb reibt sie am Knochen. Auch eine zu hoch verankerte Kniescheibe kann schuld an den Beschwerden sein, ein kurzer hinterer Oberschenkelmuskel oder eine kurze Achillessehne – oder schwache Oberschenkelmuskeln.

Symptome

▶ Beim Laufen Schmerzen an der Kniescheibe, anfangs vor allem beim Bergablaufen, später ständig.

▶ Das Treppenhinuntergehen tut sehr weh.

▶ Das Knie kann geschwollen sein.

Was tun?

▶ Laufen und andere kniebelastende Sportarten aussetzen.

Behandlung/Vorbeugung

▶ Entzündungshemmende Salben.

▶ Dehnungsübungen für die vordere und hintere Oberschenkelmuskulatur, Kräftigung der mittleren Oberschenkelmuskeln (diese ziehen die Kniescheibe nach innen).

▶ Einlagen für Sport- und Straßenschuhe, die den Fuß stützen.

▶ Die Diagnose sollte jedenfalls von einem Arzt bestätigt werden, der je nach Ursache das Therapieprogramm verordnet.

„Läuferknie 2"
(Iliotibiales Bandsyndrom)

Besonders bei längerem Abwärtslaufen kann es zu Schmerzen an der Außenseite des Kniegelenks kommen. Die Schmerzen treten nach einer gewissen Belastungszeit auf und bilden sich in Ruhe wieder zurück. Doch anschließende Bewegungen im Knie erneuern die Schmerzen jetzt auch beim Bergauflaufen.

Schuld daran ist eine Sehne, die als Ausläufer eines Muskels entlang der Außenseite des Oberschenkels vom Hüftbereich bis zum Bereich seitlich des Schienbeinkopfs zieht und am äußeren Kniebereich reibt. Ein Hinweis auf diese Ursache: Man ist an der Außenseite des Knies an bestimmten Punkten sehr druckempfindlich.

Symptome

▶ Die Schmerzen treten erstmals meist nach längerem Laufen an der Außenseite des Kniegelenks auf.

▶ Später meist beim Bergablaufen oder beim Stiegensteigen.

▶ In Ruhe gehen die Schmerzen zurück.

▶ Bei neuerlicher Bewegung tut es wieder weh, diesmal auch beim Bergauflaufen.

▶ Es besteht ein deutlicher, umschriebener Druckschmerz seitlich am Knie.

Was tun?

▶ Laufen und andere kniebelastende Sportarten stark einschränken.

Behandlung

▶ Schonung recken beim Laufen vermeiden.

▶ Entzündungshemmende Salben.

▶ Dehnungsübungen für die seitliche Oberschenkelmuskulatur.

Wenn trotz dieser Maßnahmen immer wieder Schmerzen auftreten, sollte der Arzt aufgesucht werden.

Oft hilft eine längere Ruhepause, eine lokale Cortisoninjektion oder ein seitlicher Schuhkeil. Bei sehr hartnäckigen Fällen kann eine Operation mit Spaltung eines Teils der Sehne angezeigt sein.

Reizknie

Vor allem beim Bergwandern kommt es nicht selten zu einem so genannten Reizerguss im Knie: Es tut weh und ist geschwollen. Dahinter steckt eine Entzündung der Gelenkschleimhaut, die meist nicht nur auf die aktuelle Belastung zurückgeht, sondern auch auf schon bestehende Schäden an Knorpel und/oder Meniskus. Wenn sich die Probleme auf außergewöhnliche Belastungen beschränken, gehen sie normalerweise in zwei bis drei Tagen zurück.

Behandlung

▶ Kühlende Umschläge,

▶ Schonung,

▶ schmerzstillende und entzündungshemmende Medikamente und Salben.

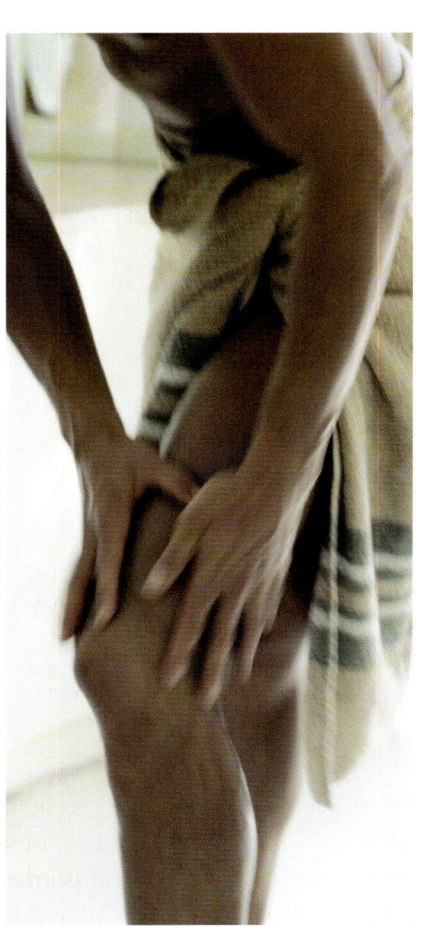

Halten die Beschwerden länger an, sollte man sich auf jeden Fall an einen Arzt wenden. Dieser kann weitere physiotherapeutische Behandlungen veranlassen wie Massagen, Elektrotherapie und vor allem Heilgymnastik.

Abgesehen von der Vermeidung übermäßiger Belastungen empfehlen sich vorbeugende Maßnahmen (beim Wandern zum Beispiel Strecken wählen, die abwärts mit Sessellift, Gondel oder Auto bewältigt werden können). Auch eine Gewichtsentlastung durch zwei Stöcke kann Besserung bringen.

Leistenschmerz

Verschiedene Ursachen - ähnliche Symptome

Straff untereinander verbunden bilden die beiden Hüftknochen, das Kreuz und das Steißbein zusammen das Becken. Über dieses stabile Gebilde wird das Gewicht des Rumpfes auf die Beine übertragen. Starke Bänder fixieren die Oberschenkelknochen im Hüftgelenk, eine kräftige Muskulatur mit verschiedensten Zugrichtungen ermöglicht einen weiten und dennoch stabilen Bewegungsumfang im Hüftgelenk sowie die Aufrechterhaltung des Körpers im Zusammenspiel mit Bauch und Rückenmuskulatur.

Auf Grund dieses Bewegungsumfanges, der Aufgabe, die Last des Körpers zu tragen, und der kontinuierlichen Belastung bei vielen Sportarten ist es nicht verwunderlich, dass hier verschiedenste Schmerzbilder auftreten können – als Verletzungsfolgen oder aus Überlastung. Sie können im Kreuz-, Steiß- und seitlichen Hüftbereich oder eben in der Leiste auftreten und ähnlich empfunden werden. Die Hintergründe können allerdings sehr verschieden sein.

Der Leistenschmerz ist eine häufige Ursache von Einschränkungen sportlicher Leistungsfähigkeit oder vergnüglicher Sportausübung. Besonders Fußballer und Teilnehmer an Laufsportarten und Leichtathletik sind relativ häufig davon betroffen. Aber auch Tennisspieler und Volleyballer sind durchaus „anfällig" für Leistenprobleme.

Dabei ist es eher selten das Hüftgelenk selbst oder innere Organe, die die Schmerzen an der Vorderseite des Beckens wenige Zentimeter seitlich der Symphyse, der in der Mitte liegenden Verbindung von rechtem und linkem Schambein, auslöst. Vielmehr sind es die Muskeln und Sehnen von Oberschenkel und Bauchmuskulatur, die hier am Knochen verankert sind.

Sind akute, unfallbedingte Schmerzen meist unschwer zuordenbar, bereiten die weit verbreiteten chronischen Leistenschmerzen oft große diagnostische Probleme. Die richtige Diagnose zu finden ist häufig eine interdisziplinäre Herausforderung, eine klare Diagnose ist jedoch Grundvoraussetzung für eine erfolgreiche Behandlung.

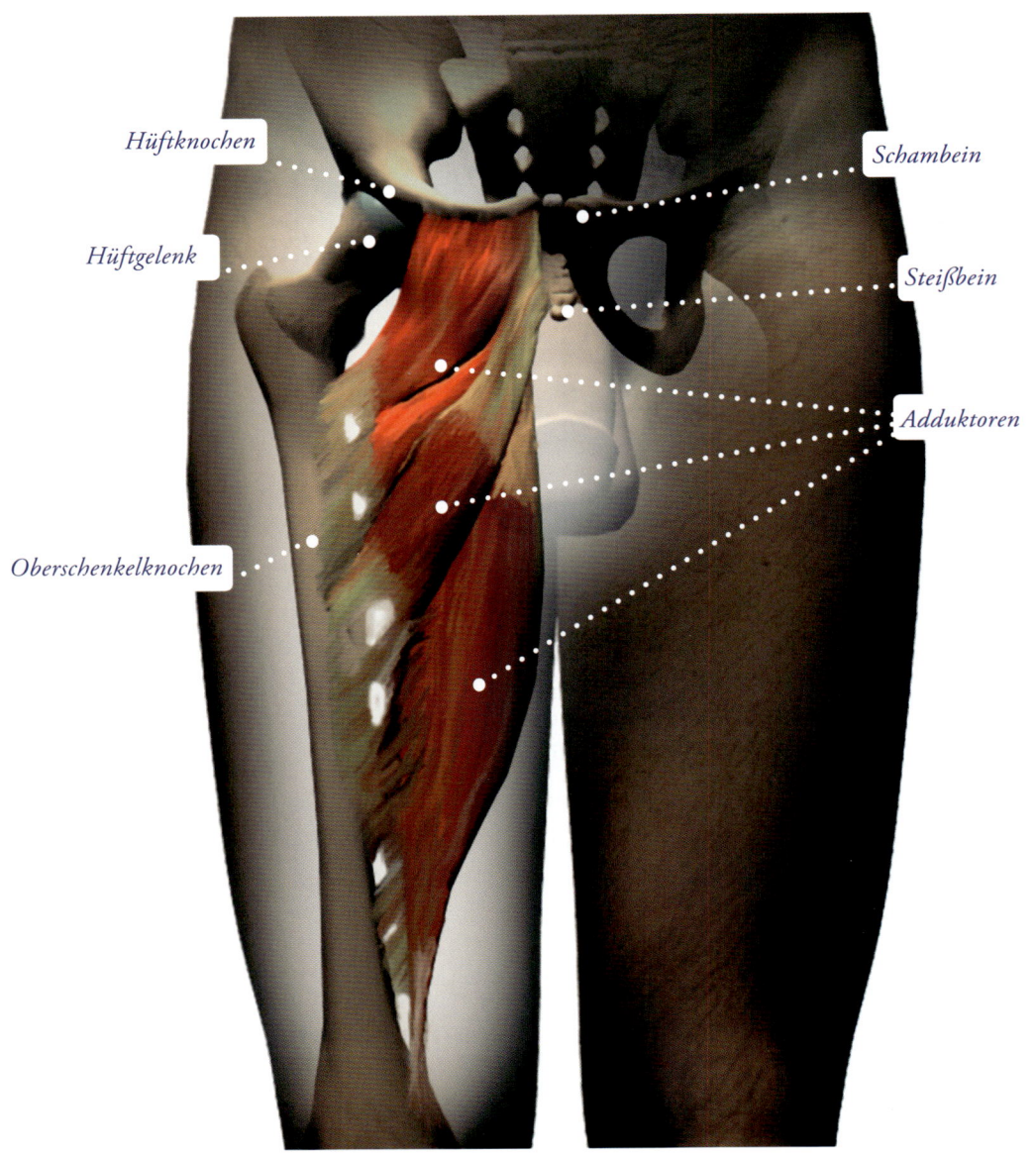

Hüftknochen

Schambein

Hüftgelenk

Steißbein

Adduktoren

Oberschenkelknochen

Adduktorenzerrung, -einriss, -riss

Relativ einfach und oft auch vom Sportler selbst einschätzbar ist die Adduktorenzerrung, die z.B. beim Fußballspieler oder Läufer plötzlich auftritt. Adduktoren nennt man die kräftige Muskelgruppe, die von der Innenseite des Oberschenkelknochens zum Schambein führt und für das Heranziehen des Beines, zum Kreuzen der Beine, für Drehungen und in geringem Maße sogar für das Beugen und Strecken im Hüftgelenk zuständig ist.

Symptome bei Adduktorenzerrung

▶ Plötzlich auftretende Schmerzen am Schambein und an der Innenseite der Oberschenkel.

▶ Möglicherweise Ausstrahlungen in den Bauch oder in die Hüfte.

▶ Schmerzen besonders beim Zusammendrücken oder Kreuzen, aber manchmal auch beim Heben des Beines.

Was tun?

▶ Belastungsstopp.

▶ Kühlen.

▶ Bei starken Schmerzen zum Arzt.

Behandlung

▶ Kältebehandlung in der Akutphase.

▶ Abschwellende Salbenverbände.

▶ Nach einigen Tagen kann auch Wärme gut tun.

▶ Sportpause von 1 bis 2 Wochen.

▶ Ergänzend ist meist ein gezieltes Aufbautraining einzelner Muskelgruppen (auch von Bauch und Rücken) sinnvoll.

▶ Dehnen, solange es nicht weh tut.

Symptome bei Adduktoreneinriss oder -riss

▶ Wie bei der Adduktorenzerrung.

▶ Dazu: Schwellung und Hämatom, der Bluterguss ist allerdings oft erst nach einigen Tagen sichtbar.

Was tun?

▶ Belastungsstopp.

▶ Kühlen.

▶ Unbedingt zum Arzt.

Der Arzt entscheidet meist nach einer Ultraschalluntersuchung, ob eine konservative Behandlung mit Entlastung der betroffenen Muskulatur oder eine operative Versorgung angezeigt ist. Die konservative Behandlung erfolgt wie bei einer Adduktorenzerrung. Jedenfalls muss diese Muskelgruppe bis zur völligen Schmerzfreiheit vom Training ausgespart werden, um dann wieder langsam auftrainiert zu werden.

Übersehene und unbehandelte Adduktorenrisse können mit Verknöcherungen Beschwerden machen, die dann manchmal operativ behandelt werden müssen.

Die Adduktoren sind aber auch bei vielen Sportlern chronisch überlastet und tun deshalb weh. Dabei ist besonders der Muskelursprung am Schambein empfindlich auf Druck, dieser Druckschmerz lässt sich meist sehr gut lokalisieren. Besonders Bewegungen, die mit einem Zusammendrücken der Beine verbunden sind, können schmerzen.

Neben der Druckschmerzhaftigkeit der Adduktorenmuskeln am Schambein bei chronischer Überlastung wie durch Lauftraining auf hartem Boden, intensive Trainingseinheiten mit Seitwärtsziehen oder Nachinnenziehen der Beine kann es auch der am Schambein ansetzende, oft schlecht trainierte Bauchmuskel oder das ebenfalls hier ansetzende Leistenband sein, die hartnäckige Schmerzen verursachen.

Aber auch entfernt liegende Ursachen im Kreuzbereich, an der Rückenmuskulatur oder den Beinen kommen als Auslöser chronischer Leistenschmerzen in Frage.

Dann sollte man Folgendes machen:

▶ Trainingsbelastung reduzieren.

▶ Ein Arztbesuch ist zu empfehlen, da eine fundierte Diagnose und eine meist anschließende professionelle Physiotherapie dringend angeraten sind.

Behandlung

▶ Wie bei Adduktorenzerrung nach der akuten Phase.

▶ Physiotherapie mit vor allem Massagen und Ultraschallbehandlungen.

▶ Rheumabäder können gut tun.

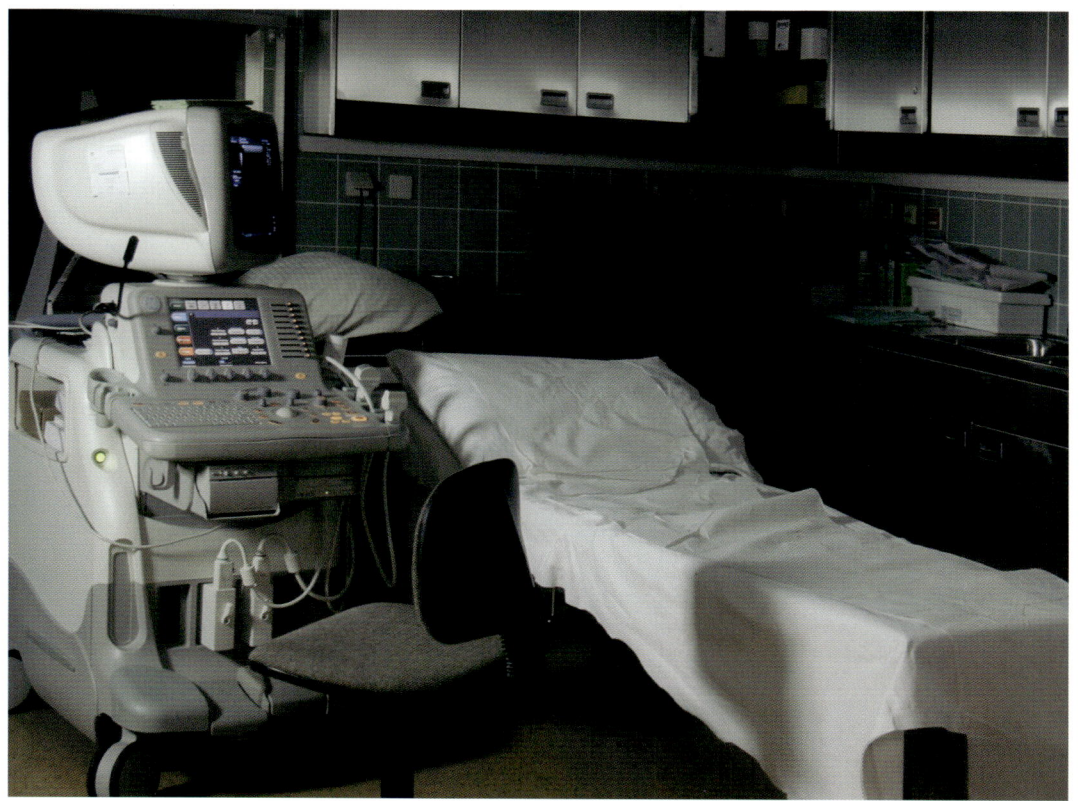

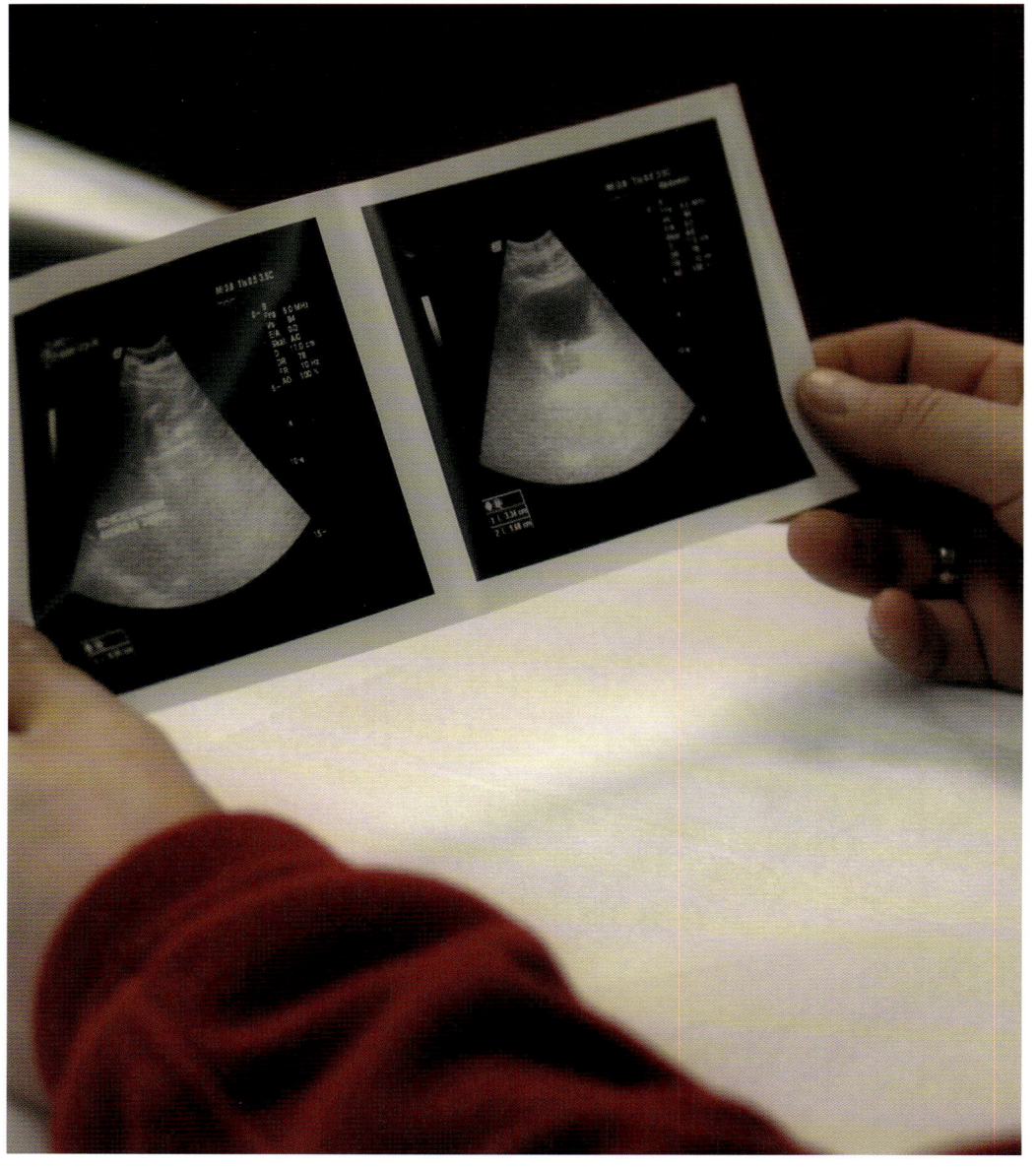

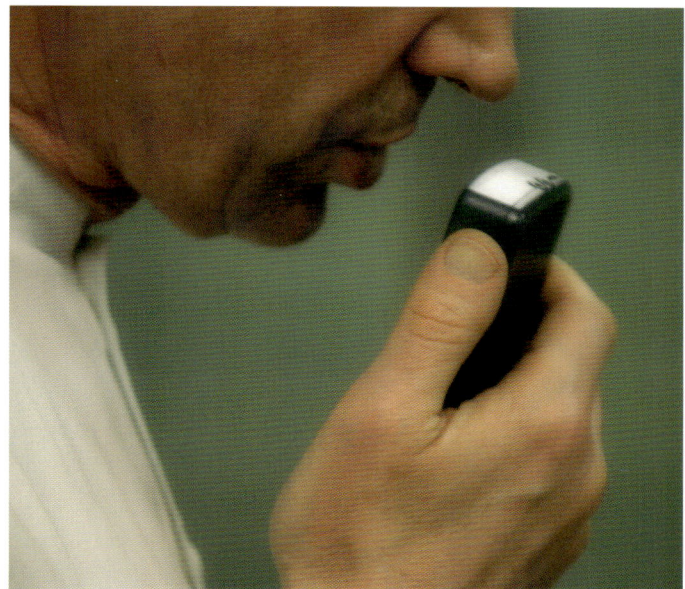

Weiche Leiste

Als weiche Leiste wird eine Erkrankung bezeichnet, die oft chronische Schmerzen beim Laufen und Drehen verursacht und mit keinem erkennbaren pathologischen Befund verbunden ist.

Meist handelt es sich um eine Schwäche der Hinterwand des Leistenkanals, die meist noch einem vollständigen Leistenbruch standhält, manchmal aber schon mit einem kleinen von außen nicht sichtbaren Leistenbruch verbunden ist. Die Schwäche des Leistenkanals kann eine Veranlagung sein oder eine Folge von Verletzungen der schrägen Bauchmuskulatur.

Mögliche Symptome

▶ Schmerzendes Ziehen, auch Stechen und Brennen in der Leiste.

▶ Besonders Schmerzen am Schambein bei Anspannung der Bauchmuskulatur oder bei Erhöhung des Bauchinnendrucks (Sprint, Wurf, Husten, Niesen).

▶ Ausstrahlen in die Innenseite der Oberschenkel.

▶ Schmerzen von der Lendenwirbelsäule zum Schambein.

Was tun?

▶ Trainingspause.

▶ Wenn sich die Schmerzen nach 2 bis 3 Wochen nicht
geben oder bei Belastung immer wieder auftreten, einen
Arzt aufsuchen.

Schmerzen in der Leistengegend nie übergehen und ignorieren. Dadurch können aus an sich leichten Zerrungen
nämlich schwerere Verletzungen entstehen wie Einrisse,
ein Leistenbruch oder chronische Schäden wie etwa eine
„weiche Leiste". Wegen der Vielfalt der Ursachen von oft
chronischen Schmerzen der Leiste ist häufig eine interdisziplinäre ärztliche Abklärung und eine intensive Zusam-
menarbeit von Sportarzt, Orthopäden, Radiologen und
Chirurgen angezeigt.

Vorbeugung Leistenschmerz

▶ Beim Aufwärmen die Adduktoren, also die Innenseite
der Oberschenkel, nicht vergessen.

▶ Dehnungsübungen und aufbauendes Muskeltraining
helfen dabei, das Becken zu stabilisieren und bieten eine
wirkungsvolle Vorbeugung vor Überlastungsbeschwerden.
Besonders wichtig: Aufbautraining der Rücken-, Bein- und
Bauchmuskulatur.

▶ Kontrollierte Sportausübung.

▶ Vorsicht bei unguten Bodenverhältnissen, z.B. sehr hartem,
sehr weichem oder sehr rutschigem Boden.

Rücken

Zwischen Zivilisationskrankheit und Notfall

Die Wirbelsäule setzt sich aus 7 Halswirbeln, 12 Brust- und 5 Lenden-wirbeln zusammen. Dazwischen liegen als Stoßdämpfer die Bandschei-ben, aufgebaut aus einem kräftigen Faserring und einem gallertartigen Mittelteil. Zur Wirbelsäule gehören noch Kreuz- und Steißbein.

Die Wirbel sind über kleine Gelenke, die Zwischenwirbelgelenke, ver-bunden. Ihre Beweglichkeit hängt von der Kraft der Rückenmuskulatur ab. Die normalerweise kräftige Rückenmuskulatur stabilisiert gleichzeitig die aufrechte Haltung und die Statik des gesamten Körpers. Dabei muss die Rückenmuskulatur mit der Rumpf- und Bauchmuskulatur koordiniert zusammenspielen.

Neben dem Wirbelkörper und den Wirbelfortsätzen, die auch die Wir-belgelenke tragen, besitzen die Wirbel einen Wirbelbogen. Alle Wir-belbögen zusammen bilden den Wirbelkanal, der das Rückenmark vor Verletzungen schützt. Im Wirbelbogen selbst treten die Nervenwurzeln aus und ziehen unmittelbar an den Bandscheiben vorbei zu Hals, Rumpf und Extremitäten.

Verletzungen der Wirbelsäule im Sport sind zwar selten, allerdings wegen der Gefahr von Schäden an Rückenmark und Nerven häufig schwerwiegend. Besonders Unfälle bei Sprungdisziplinen, Hochge-schwindigkeitssportarten wie dem alpinen Abfahrtslauf oder beim Rei-ten können zu Wirbelsäulenverletzungen führen, die von Prellungen bis zu Wirbelbrüchen reichen. Vor allem instabile Wirbelbrüche können mit Schäden des Rückenmarks einhergehen, die zu Lähmungen führen oder gar tödlich enden. Liegt die Bruchstelle im unteren Bereich der Wirbel-säule, können Beine, Darm und/oder Harnblase gelähmt sein. Bei einem Wirbelbruch weiter oben können dazu die Arme betroffen sein. Ist die obere Halswirbelsäule gebrochen, kann es darüber hinaus zu einer le-bensbedrohlichen Lähmung der Atemmuskulatur kommen.

Rücken

1) *Vertebrae cervicales*
(7 Halswirbel)

2) *Vertebrae thoracicae*
(12 Brustwirbel)

3) *Vertebrae lumbales*
(5 Lendenwirbel)

4) *Os sacrum*
(Kreuzbein)

5) *Os coccygis*
(Steißbein)

6) *Corpus vertebrae thoracicae*
(Wirbelkörper eines Brustwirbels)

7) *Processus spinosus*
(Dornfortsatz)

8) *Processus transversus*
(Querfortsatz)

9)*Discus intervertebralis*
(Zwischenwirbel oder Bandscheibe)

10)*Foramen intervertebrale*
(Zwischenwirbelloch)

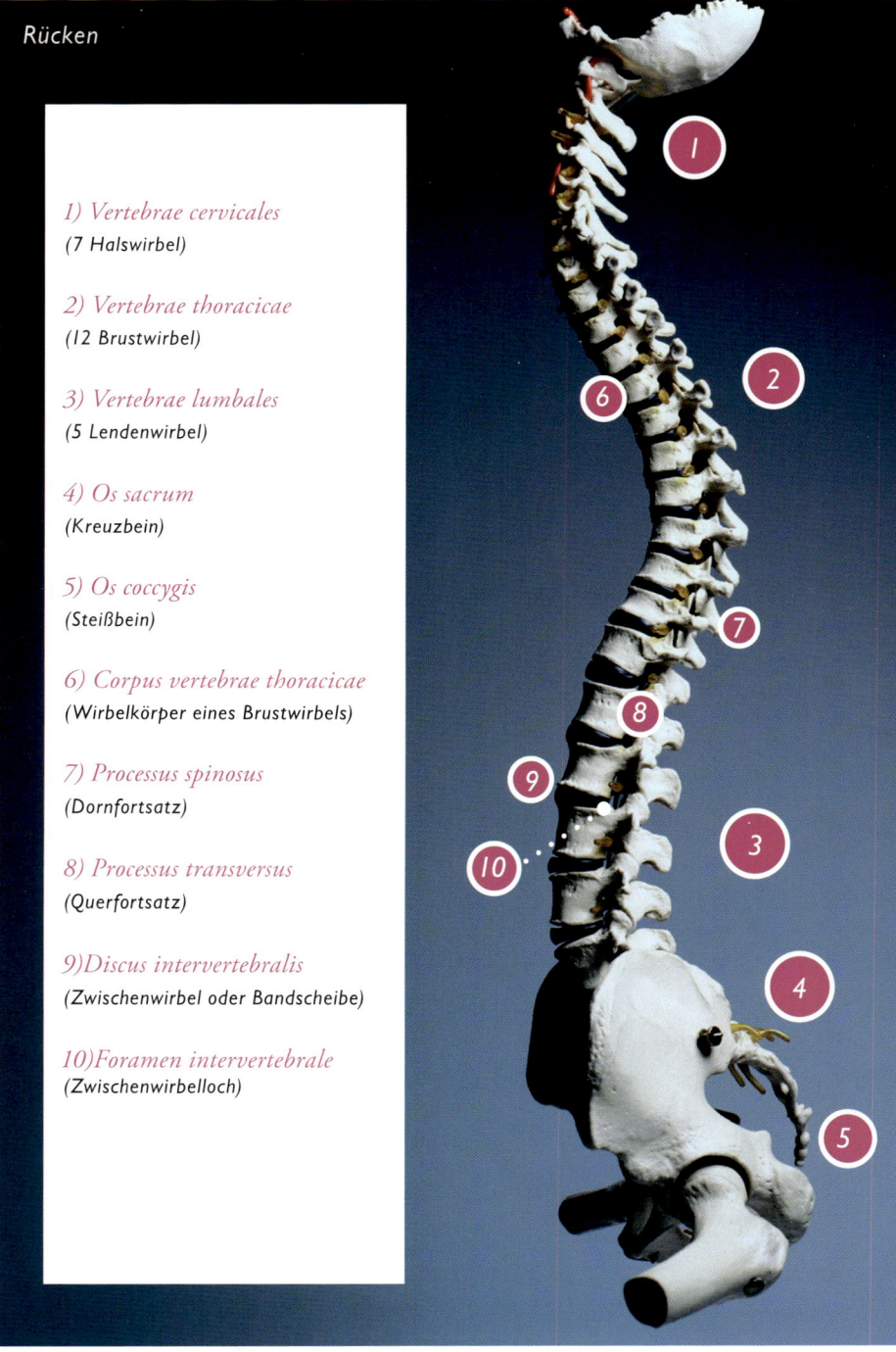

Leichte Rückenverletzungen

Wenn der Rücken wohl schmerzt, aber keine Bewegungseinschränkungen, Gefühlsstörungen oder Lähmungen auftreten, kann man die Verletzung selbst versorgen.

Behandlung

▶ Schonung.

▶ Möglichst nicht bücken.

▶ Heben und Tragen schwerer Lasten vermeiden.

▶ Eine harte Matratze als Unterlage und Schmerzmittel machen die Nächte und Tage erträglich.

▶ Nach 1 bis 3 Wochen sollten die Schmerzen vergehen.

▶ Dann können Massagen, Wassertherapien und Bewegungsübungen helfen, die volle Beweglichkeit wiederherzustellen.

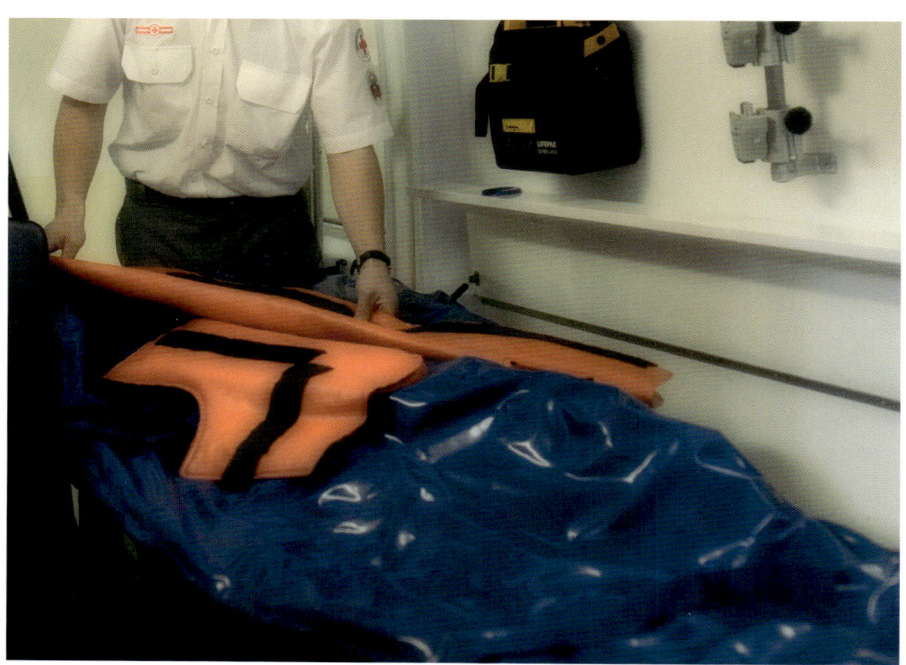

Schwere Rückenverletzungen

Ein absoluter Notfall liegt vor, wenn Rückenschmerzen mit folgenden Symptomen verbunden sind:

▶ Gefühlsstörungen an den Gliedmaßen (Kribbeln),

▶ Lähmungen oder Hinweise darauf („Ich spüre meine Beine nicht.") oder

▶ Atemprobleme.

Das deutet darauf hin, dass Beeinträchtigungen des Rückenmarks vorliegen.

Was tun?

▶ Den Verletzten ruhig lagern.

▶ Lage nicht verändern.

▶ Für professionellen Abtransport sorgen (Rettung), um Folgeschäden zu vermeiden.

Röntgenuntersuchungen, Computer- und Magnetresonanztomographie erhärten die Diagnose und geben besonders bei Rückenmark- oder Nervenschädigungen die Behandlung vor.

Behandlung

Die konservative Behandlung einer Prellung oder eines unkomplizierten Wirbelbruchs besteht in Ruhe und Schonung, Schmerzbehandlung, harter Lagerung und vorsichtiger Physiotherapie. Ein Gips ist nur selten notwendig.

Komplizierte Brüche mit oder ohne Nervenverletzungen müssen häufig operativ stabilisiert und die gequetschten Nervenstrukturen entlastet werden. Bei so schweren Verletzungen sind mehrmonatige Rehabilitation und ebenso lange Trainingspausen zu erwarten.

Vorbeugung

Rückenverletzungen lassen sich nie ganz verhindern. Allerdings stellen

▶ guter Trainingszustand,

▶ Aufwärmen vor dem Sport,

▶ Konzentration und Beherrschen der Sporttechnik

▶ und die Verwendung von Rückenschutz, z.B. beim Motorrad-fahren, die Grundvoraussetzungen für eine Vorbeugung dar

▶ Zudem sollte.niemals ein Kopfsprung in unsichere Wassertiefen versucht werden.

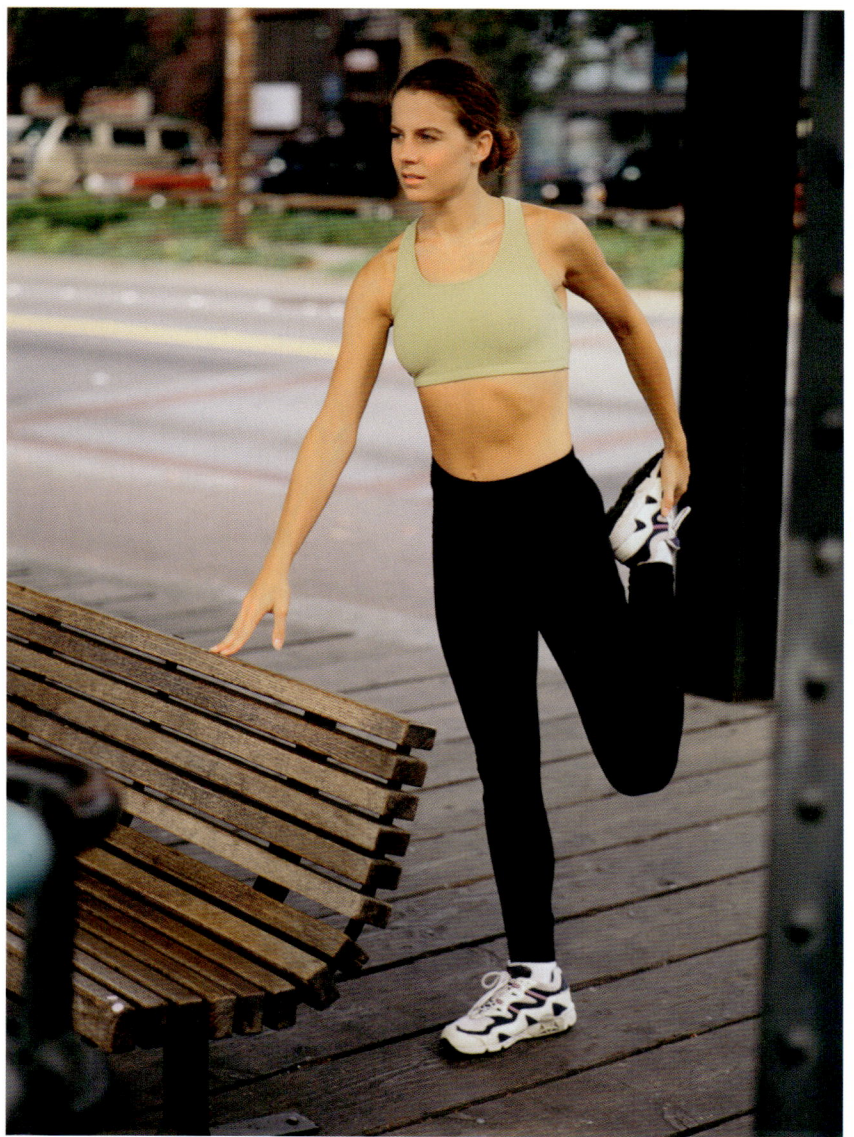

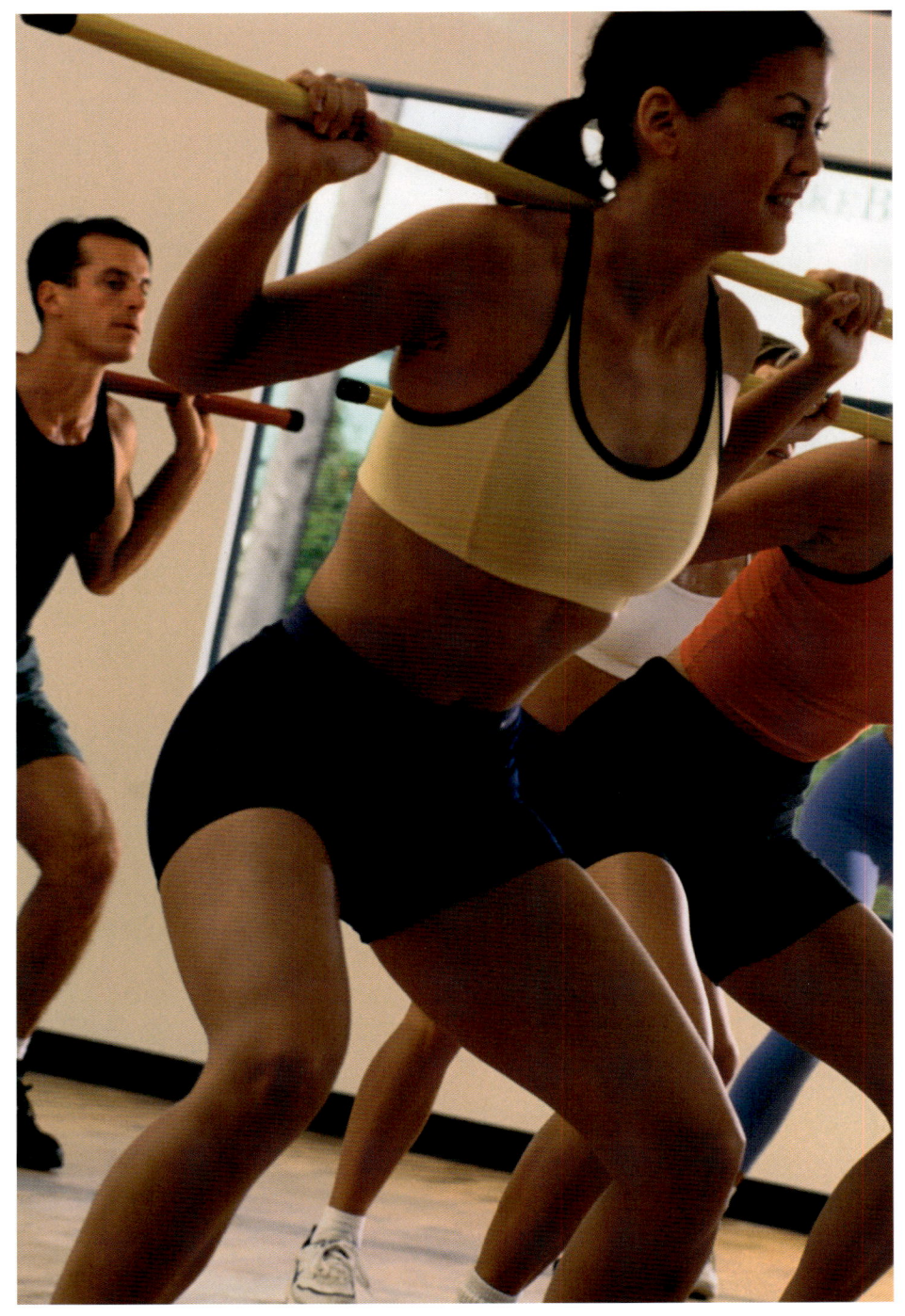

Hexenschuss & Co.

Auch unabhängig von Unfällen können Schmerzen im Bereich der Wirbelsäule auftreten. Im Sport liegt die direkte Ursache meist in einer falschen Technik bzw. falschen Bewegungsabläufen und Extrembewegungen. Ansonsten ist es häufig einfach eine falsche Bewegung oder der Versuch, eine Last aufzuheben, wodurch plötzlich einschießende stechende Schmerzen (Hexenschuss, „Verreißen") ausgelöst werden. Eine Zeit lang ist man bewegungsunfähig, dann wird eine Schonhaltung eingenommen. Jede Bewegung tut weh.

Meist gibt es tiefer liegende Gründe, die so ein Ereignis überhaupt eintreten lassen. Sie reichen von Überbelastungen, Abnutzungserscheinungen, Muskelschwäche im Rücken, Muskelverkürzungen oder -verletzungen eben dort bis zur Unterkühlung – bei entsprechender Vorschädigung kann schon Zugluft ausreichen, um einen Hexenschuss auszulösen. Häufig ist er also als Folge der verbreiteten generellen Bewegungsarmut zu sehen.

Steifer Nacken

Im Halswirbelbereich reicht manchmal schon eine abrupte Kopfdrehung oder eine „falsche Lagerung" während des Schlafes, um ein „steifes Genick" mit einer schmerzhaften Schonhaltung zu bedingen: Der Kopf wird auf die Seite geneigt, wo der Schmerz sitzt. Die Muskulatur verkrampft sich blitzartig und dies führt zum Schmerz.

Verrissenes Kreuz (Lumbago)

Die klassische Variante im Sport wird als „Gewichtheberrücken" bezeichnet. Doch viel häufiger machen sich Muskeln und Sehnen im Lendenbereich heute beim Golf, Tennis, Basketball oder Baseball schmerzhaft bemerkbar.

Glücklicherweise ist es nur in den selteneren Fällen ein Bandscheibenvorfall, der diese Zustände auslöst. Dabei beschränken sich die Schmerzen nicht auf den Rücken, sondern strahlen in die Arme bzw. Beine (Ischias) aus. Häufig sind sie mit Gefühlsstörungen (Kribbeln, Taubheit) verbunden. In den Beinen verlaufen die Schmerzen an der Seite und an der Hinterseite bis in die Füße. In diesem Fall: unbedingt zum Arzt.

Behandlung Hexenschuss & Co.

Kreuz: Zunächst können folgende Maßnahme lindernd wirken:
Entspannte Lagerung:

▶ Auf den Rücken legen und die Unterschenkel auf eine Unterlage legen, sodass Ober- und Unterschenkel einen rechten Winkel bilden.

▶ In Seitenlage gehen und in „Embryostellung" einrollen.

Nacken: Ruhigstellung in einer steifen Halskrawatte.

▶ Flaches Liegen ohne Kissen, evtl. mit kleinem Nackenpolster.

▶ In der Akutphase Kälteanwendungen, aber nur wenn sie als angenehm empfunden werden.

▶ Später Wärmebehandlungen.

▶ Schmerzmittel.

▶ Anschließend sollen Massagen, Elektrotherapie, Hydrotherapie und Heilgymnastik für eine Lockerung der Muskulatur sorgen und einem erneuten Hexenschuss vorbeugen.

Vorbeugung

▶ Rückenschonendes Heben von Lasten erlernen. Wichtig ist dabei, dass man beim Aufheben einer Last vom Boden zuerst in die Hocke geht und diese aus den Knien heraus körpernah und ohne den Rumpf zu drehen hochhebt.

▶ Auch die richtige Haltung beim Sitzen und Stehen muss erlernt werden, um die Bänder und Muskeln der Wirbelsäule zu entlasten und Verspannungen zu vermeiden. Eine Grundregel für das Sitzen: Die Sitzfläche nach vorne abfallend, so werden die Rückenmuskeln aktiviert und gestärkt.

▶ Wirbelsäulengymnastik dient der Verbesserung von Beweglichkeit, Koordination und Muskelkraft der Wirbelsäule.

▶ Aufwärmübungen und Dehnungen vor der Sportausübung können auch einem Hexenschuss vorbeugen.

▶ Unpassende Schuhe können Rückenprobleme (mit)verursachen. Bei Bedarf Einlagen anfertigen lassen, unter Umständen liegt eine Fehlstellung der Füße vor.

▶ Sportkleidung soll nicht Nässe speichern und wie ein kalter Umschlag wirken. Feuchtigkeit soll abgeleitet werden, auch bei Regenkleidung trotz Wind- und Wasserdichte.

▶ Nach dem Training verschwitzte Kleidung wechseln.

▶ Mit feuchten/nassen Haaren Zugluft bzw. Kälte vermeiden (z.B. nach Schwimmen in der Halle). Eventuell ein trockenes Handtuch um den Hals legen. Die Nackenmuskulatur verspannt sich besonders leicht.

▶ Übergewicht vermeiden bzw. abbauen – die Belastung für den Rücken ist nicht zu unterschätzen.

▶ Auf richtige Matratzen achten; sie sollten nach 10 Jahren regelmäßig ausgetauscht werden.

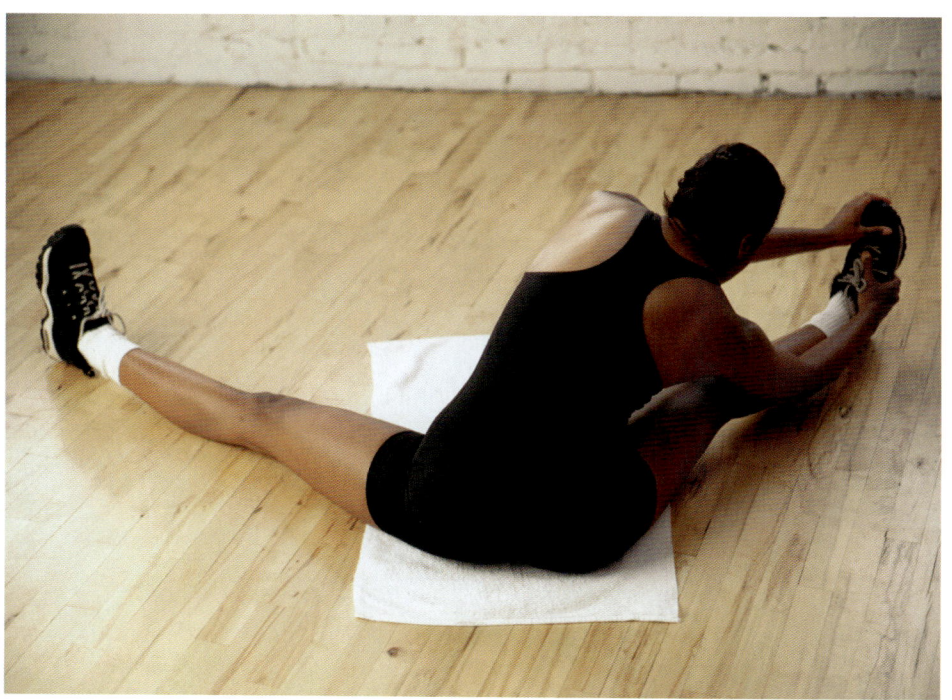

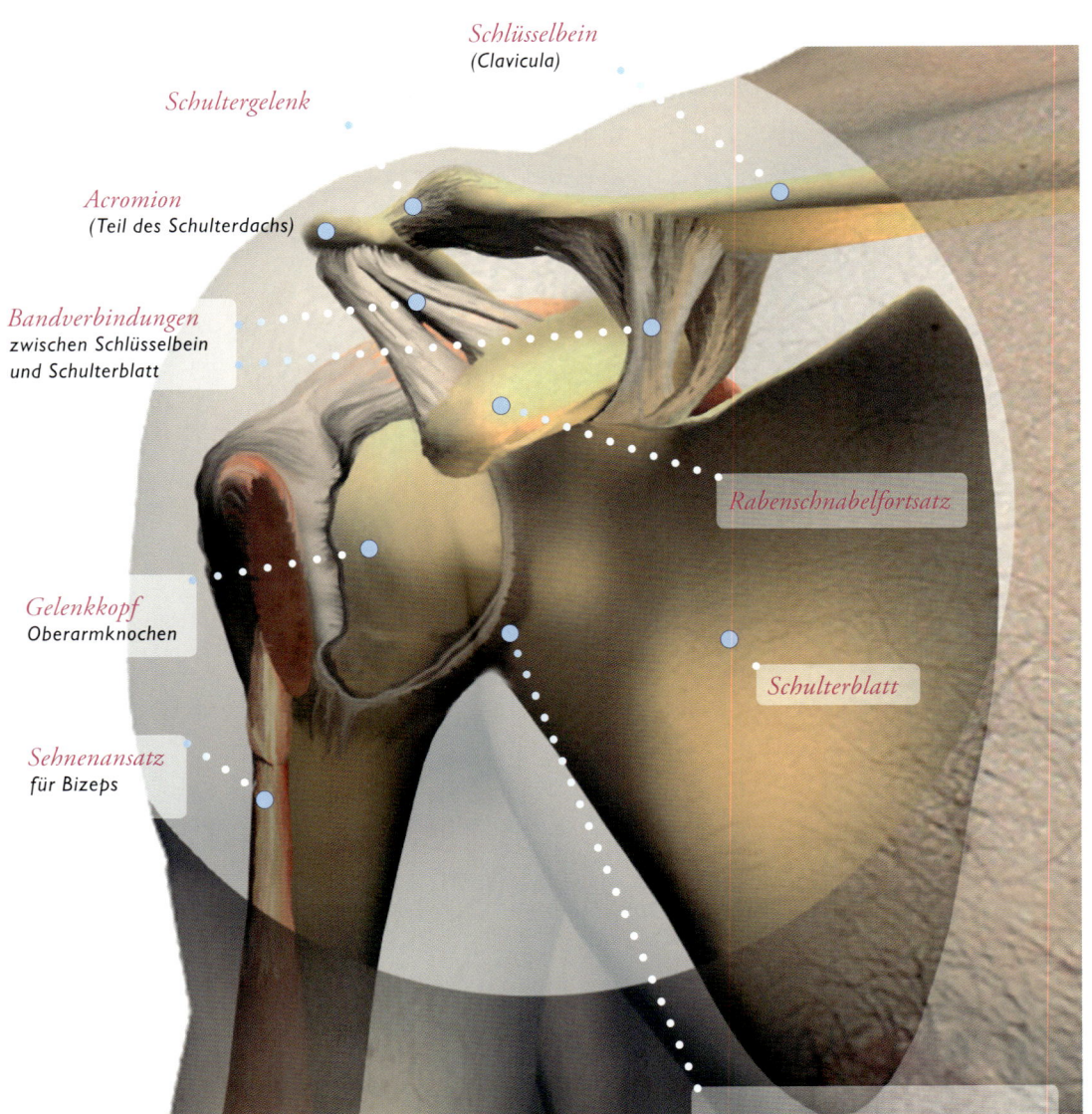

Schlüsselbein
(Clavicula)

Schultergelenk

Acromion
(Teil des Schulterdachs)

Bandverbindungen
zwischen Schlüsselbein
und Schulterblatt

Rabenschnabelfortsatz

Gelenkkopf
Oberarmknochen

Schulterblatt

Sehnenansatz
für Bizeps

Schulterpfanne mit Knorpelring
(Ansatz für Rotatorenmanschette)

Schultergelenk
Schmerzen sind nichts für die leichte Schulter

Das Schultergelenk ist das beweglichste Gelenk des menschlichen Körpers. Der Oberarmkopf wird durch die Kapsel, kräftige Bänder und Sehnen – u.a. die lange Bizepssehne – und mehrere Muskeln in der flachen Pfanne des Schulterblattes fixiert. Um den Halt zu verbessern, wird er am Rand von einem Knorpelring („Knorpellippe") eingefasst. Die beteiligten Muskeln werden als Rotatorenmanschette bezeichnet und gehen am Ansatz zum Teil ineinander über. Sie setzen nahezu kreisförmig um den Oberarmknochen an und ermöglichen so den großen Bewegungsumfang des Schultergelenkes.

Die Verbindung zwischen Arm und Rumpf wird als Schultergürtel bezeichnet. Sie besteht aus Schulterblatt und Schlüsselbein, das vom Schulterblatt zum Brustbein führt.

Verletzungen entstehen in der Regel durch einen Sturz auf die Schulter, einen Sturz auf den ausgestreckten und seitlich abgestreckten Arm oder brüske Bewegungen bzw. Zusammenstöße von Sportlern. Am häufigsten sind Schulterverrenkung (eines der am häufigsten verrenkten Gelenke im Sport überhaupt), ein Riss oder Einriss von Muskeln der Rotatorenmanschette oder ein gelenksnaher Bruch des Oberarms, ein Bruch des Schlüsselbeins oder eine Verletzung des Schultereckgelenks. Aber auch eine chronische Abnutzungserscheinung der Rotatorenmanschette mit anschließendem Riss eines Muskels ist nicht selten.

Neben den Sportarten, die zur Überbelastung des Schultergelenks neigen, wie Speerwurf, Handball, Golf und Tennis, sind es meist Stürze, die z.B. Skifahrer und Langläufer, Fahrradfahrer oder Reiter, Turner oder Judoka betreffen und die zu akuten Verletzungen am Schultergelenk führen. Bei kampfbetonten Sportarten sind Schulterverletzungen generell recht häufig.

Nur leichte Beeinträchtigungen der Beweglichkeit und geringe Schmerzen rechtfertigen eine Selbstbehandlung der Schulter. Alle Verletzungen, die mit starken Schmerzen, veränderten Konturen im Schultergelenk und Bewegungseinschränkungen einhergehen, müssen unbedingt ärztlich abgeklärt werden.

Um die richtigen Behandlungsmaßnahmen einleiten zu können, ist eine Röntgen- und Ultraschalluntersuchung notwendig, oft auch eine zusätzliche Untersuchung mit Hilfe der Magnetresonanztomografie. Allfällige Operationen werden meist arthroskopisch durchgeführt.

Impingement-Syndrom

Häufig kommt es bei chronischer Überlastung des Schultergelenks zuerst zum so genannten Impingement-Syndrom. Tennis- oder Golfspieler, Schwimmer oder Werfer (Speerwerfen, Handball usw.) sind häufig davon betroffen. Dabei kommt es zu Entzündungen oder degenerativen Veränderungen von Muskeln der Rotatorenmanschette. Der betroffene Muskel schwillt in der Folge an und wird zwischen Oberarmkopf und Schulterdach eingeklemmt.

Symptome

▶ Schmerzen insbesondere bei Überkopftätigkeiten und in der Nacht. Auch eine Entzündung des Schleimbeutels, der sich im Schulterdachbereich befindet, kann die Ursache der Schmerzen sein.

Was tun?

▶ Einen Arzt aufsuchen.

Behandlung

▶ Beim Impingement-Syndrom können Injektionen mit Lokalanästhetika und Cortison die Schmerzen zum Verschwinden bringen.

▶ Im Einzelfall kann eine Unterstützung durch Heilgymnastik mit Kraft- und Dehnungsprogrammen, Kälte- oder Wärmeanwendungen, Elektrotherapie, Magnetfeldtherapie bzw. Massagen sinnvoll sein.

Wenn diese Behandlungen trotz mehrwöchiger intensiver Anwendung und Sportpause keinen Erfolg bringen, muss eine Operation überlegt werden. Bei dieser wird mit Hilfe der Arthroskopie versucht, im engen so genannten subacromialen Raum mehr Platz zu schaffen. An eine Operation schließt sich eine intensive Physiotherapie an, um nach ca. 3 Monaten wieder schulterbelastende Sportarten ausüben zu können.

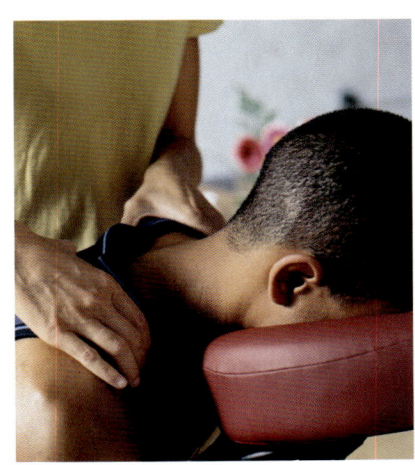

Steife Schulter

Die möglichen Ursachen für eine „steife Schulter", auch frozen shoulder genannt, die auf Entzündungen im Gelenk zurückgeht, sind vielfältig: Abnutzung, generelle Überforderung, übermäßiges einseitiges Training, Gewalteinwirkung (Sturz, Schlag usw.), Reizungen der Nervenwurzeln in der unteren Halswirbelsäule – und schließlich ein erhöhter Harnsäurespiegel im Blut („Gicht"), aber auch Diabetes mellitus und Erkrankungen der Schilddrüse prädestinieren für diese Erkrankung.

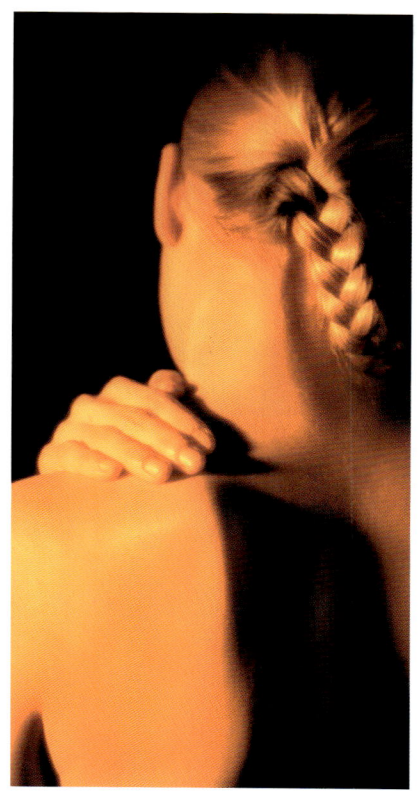

Die Entzündungen wiederum nehmen ihren Ausgang entweder von kleinen Muskel- und/ oder Sehnenverletzungen (Abnutzung, Zerrungen usw.) oder von Beeinträchtigungen des Gelenks und der Gelenkkapsel selbst. Hier spielt vor allem Gewalteinwirkung eine Rolle, bei der Schleimbeutel oder Gelenkkapsel beeinträchtigt werden. Freilich kommen all diese Probleme auch in Kombination vor.

Auch eine längere Ruhigstellung der Schulter kann zu einer „steifen Schulter" führen.

Symptome

▶ Starke bis sehr starke Schmerzen, meist an der Vorderseite des Gelenks; Schmerzen besonders auch beim Liegen.

▶ Starke bis sehr starke Bewegungseinschränkung.

▶ Instinktive Schonhaltung, wobei der Arm angewinkelt an den Körper gehalten wird.

▶ Keine Kraft im Arm.

Was tun?

▶ Bei geringen Beschwerden kann eine Selbstbehandlung ausreichen.

Behandlung

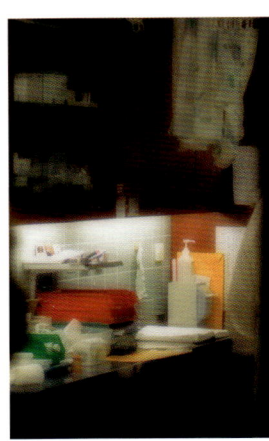

▶ Schmerzlindernde und entzündungshemmende Medikamente gehören zu den wichtigsten Behandlungsmethoden der „steifen Schulter".

▶ Gelenk nicht ruhig stellen, sondern nur schonen. Wie bei allen Gelenksverletzungen ist auch bei der Behandlung der Schulter die frühzeitige Mobilisation ein Grundprinzip, um Versteifungen des empfindlichen Gelenks vorzubeugen.

▶ Wärme- oder Kältetherapie – je nachdem, was eher gut tut. Z.B. warm bis sehr warm duschen, dann 3- bis 4-mal mit Eis massieren. Bei Überwärmung im Vergleich zur anderen Schulter kühlende Wickel.

▶ Leichte Bewegungsübungen mehrmals am Tag: Arm vor- und rückwärts und seitlich schwingen. Es darf nicht weh tun.

Wenn die Schmerzen sehr plötzlich und sehr heftig auftreten oder wenn sie bis in den Unterarm ausstrahlen, unbedingt zum Arzt. Dieser kann nach Sicherung der Diagnose die Therapie intensivieren:

▶ Verstärkung der Therapie mit Schmerzmitteln und entzündungshemmenden Substanzen.

▶ Injektionen von Lokalanästhetika und Cortison.

▶ Physiotherapie wie Elektrostimulation, Magnetfeldtherapie, Akupunktur, Nervenblockaden und natürlich Heilgymnastik.

Wenn sich die Beschwerden trotz gezielter Behandlung innerhalb von 2 bis 3 Monaten nicht bessern, dann kann eine Operation zur Behebung der Ursache notwendig sein.

Achtung: Treten die Schmerzen vor allem nach reichhaltigen Mahlzeiten oder Alkoholkonsum auf, dann könnte die Ursache in einem erhöhten Harnsäurespiegel (Gicht) liegen. Harnsäure bildet dann nämlich kleine Kristalle, die im Gelenk reiben. Eine ärztliche Kontrolle ist also notwendig.

Schulterverrenkung
(Schulterluxation)

Bei einer Verrenkung des Schultergelenks („auskugeln") tritt der Gelenkkopf des Oberarmknochens aus der Gelenkspfanne der Schulter heraus. Eine ausgekugelte Schulter gehört so schnell wie möglich vom Arzt wieder eingerenkt.

Symptome

▶ Das Schultergelenk ist verformt.

▶ Sehr starke Schmerzen.

▶ Der Oberarm lässt sich nicht bewegen und ist meist unnatürlich vom Körper abgespreizt. Der Verletzte versucht meist instinktiv, den Arm wieder anzuziehen, worauf dieser aber wieder zurückfedert („federnde Fixierung").

▶ **Achtung:** Da Begleitverletzungen, wie z.B. ein Bruch des Oberarms, an der Unfallstelle meist nicht ausgeschlossen werden können, sollen heroische „Wiedereinrenkungsversuche" auf freier Flur unbedingt unterlassen werden.

Was tun?

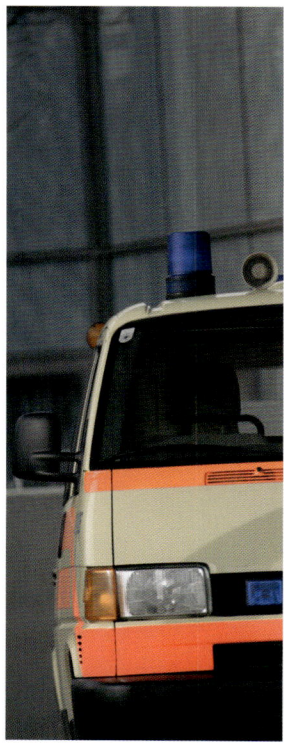

▶ Akutversorgung: Den Arm in einer Schlinge ruhig stellen, am besten in einem Dreiecktuch. Unterfasst der Verletzte zusätzlich mit seiner gesunden Hand den Unterarm der verletzten Seite, kann eine erträgliche Schmerzlinderung erreicht werden.

▶ Kühlen.

▶ Je nachdem, wie es dem Patienten besser passt, liegender oder sitzender Transport.

▶ Zum Arzt bzw. Rettung rufen

Zur Diagnose wird eine Röntgenuntersuchung durchgeführt. Nach der Reposition kann eine Ultraschall- bzw. Magnetresonanzuntersuchung zum Erkennen von Begleitverletzungen notwendig sein.

Behandlung

▶ Wegen der starken Schmerzen kann es bisweilen nötig sein, das Schultergelenk unter Kurznarkose einzurenken.

▶ Nach dem Wiedereinrenken ist eine Ruhigstellung der Schulter von ca. 3 bis 4 Wochen – je jünger der Verletzte, desto länger – notwendig, um der Gefahr wiederholter Schulterluxationen vorzubeugen. Die Erfahrung hat nämlich gezeigt, dass in jüngeren Jahren das Risiko größer ist, dass sich eine habituelle Schulterluxation entwickelt. So nennt man eine Schulterverrenkung, die wiederholt und meist ohne besonderes Trauma auftritt. Das gilt auch ganz besonders für den Fall, dass der untere Rand der Gelenkkapsel abgerissen ist, was bei einer Schulterluxation nicht selten passiert.

▶ Anschließend ist eine intensive Heilgymnastik nötig, die sich oft über mehrere Wochen erstreckt, um die volle und schmerzfreie Beweglichkeit der Schulter wiederzuerlangen. Auch Kälteanwendung, Elektrotherapie, Magnetfeldtherapie und Massagen gehören zum Repertoire der konservativen Therapie.

Bei manchen Menschen sind die Bänder, die das Schultergelenk halten, weniger straff als sie sein sollten. Deshalb kegelt das Schultergelenk schon bei einfachen Bewegungen leicht aus. Auch diese Verrenkungen nennt man habituelle Schulterluxation. Einige entwickeln mit der Zeit eine gewisse Praxis, den ausgekegelten Oberarmkopf mit einem gekonnten „Schlenker" selbst oder mit Hilfe von anwesenden Personen wieder einzurenken. Bei häufigem Vorkommen ist jedoch eine Operation in Erwägung zu ziehen, bei der die betreffenden Bänder gestrafft werden.

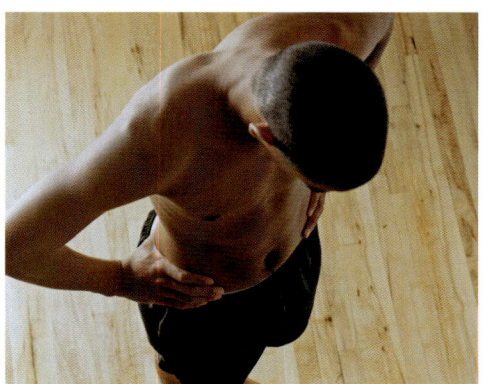

Schultereckgelenkverrenkung

Sie wird in den meisten Fällen ebenfalls durch einen Sturz auf die Schulter verursacht. In diesem Fall ist die Verbindung zwischen Schulterblatt und äußerem Ende des Schlüsselbeins betroffen. Gelenkkapsel und Bänder sind meist beschädigt.

Symptome

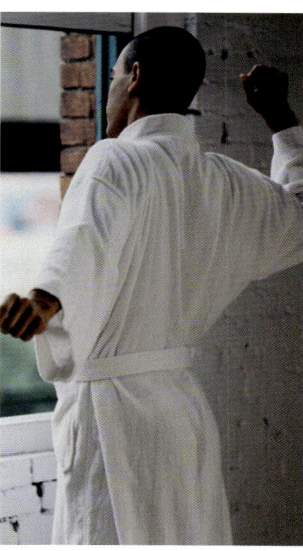

▶ Schmerzen, besonders lokaler Druckschmerz, über dem Eckgelenk oben an der Schulter.

▶ Bewegungseinschränkung in der Schulter.

▶ Lokale Schwellung.

▶ Sind Bänder gerissen, steht das Schlüsselbein an der Schulter ab uns lässt sich herunterdrücken (Klaviertastenphänomen).

Was tun?

▶ Akutversorgung: Den Arm in einer Schlinge ruhig stellen, am besten in einem Dreieckstuch.

▶ Kühlen.

▶ Zum Arzt.

Behandlung

▶ Bei einer Verrenkung (Distorsion) genügt meist ein fixierender Tapeverband und Ruhigstellen des Armes in einer Bandschlinge.

▶ Bei schweren Verletzungen des Bandapparates ist eine Operation zur Wiedereinrichtung (Reposition) des Schlüsselbeins und Naht der gerissenen Bänder erforderlich.

▶ Anschließend ist eine intensive Heilgymnastik, die sich oft über viele Wochen erstreckt, nötig, um die volle und schmerzfreie Beweglichkeit der Schulter wiederzuerlangen. Auch Kälteanwendung, Elektrotherapie, Magnetfeldtherapie und Massagen gehören zum Repertoire der konservativen Therapie.

Bei einer Zerrung der Bänder muss mit einer Trainingspause von ca. 3 Wochen gerechnet werden, bei gerissenen Bändern und Operation von 2 bis 3 Monaten.

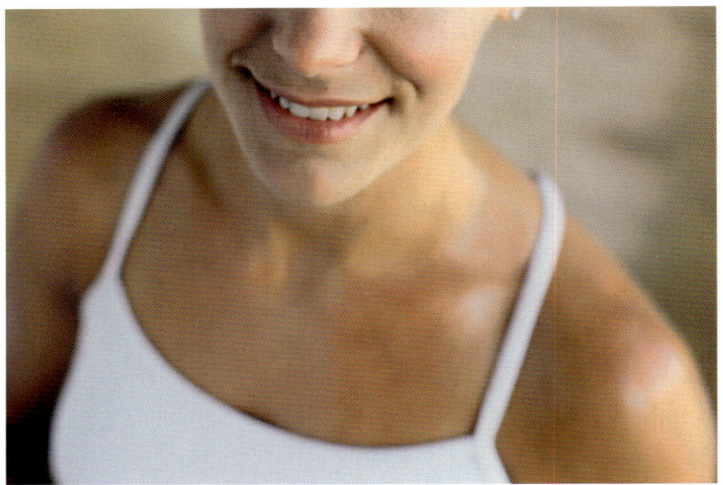

Schlüsselbeinbruch

Wenn das Schlüsselbein zu Bruch geht, dann passiert das meist bei einem Sturz auf Arm oder Schulter. Relativ häufig beim Fußball, Radfahren, Skifahren oder Reiten. In den meisten Fällen bricht das Schlüsselbein im mittleren Drittel oder am Übergang vom äußeren zum mittleren Drittel.

Symptome

▶ Starke Schmerzen, besonders bei Bewegungen der Schulter.

▶ Schwellung und lokale Druckschmerzhaftigkeit.

▶ Die Schulter scheint nach vorne geschoben zu sein, die Arme werden in Schonhaltung an den Körper angelegt.

Was tun?

▶ Den Arm auf der betroffenen Seite am besten mit einer Schlinge ruhig stellen.

▶ Kühlen.

▶ Zum Arzt.

Die Art und Schwere des Bruchs wird mit einer Röntgenuntersuchung festgestellt.

Behandlung – einfacher Bruch

▶ Rucksackverband für 5 Wochen. Der Verband wird wie ein Rucksack um die Schultern gelegt, um sie nach hinten zu ziehen.

▶ Physiotherapeutische Behandlungen mit Bewegungsübungen.

▶ Keine stauchenden Bewegungen wie Laufen oder schulterbelastende Bewegungsabläufe bis zur Schmerzfreiheit.

▶ Radfahren ist möglich.

Behandlung – komplizierter/stark verschobener Bruch

▶ Operation zur stabilen Fixierung der Bruchenden.

▶ Anschließend ist eine intensive Heilgymnastik, die sich oft über mehrere Wochen erstreckt, nötig, um die volle und schmerzfreie Beweglichkeit der Schulter wiederzuerlangen. Auch Kälteanwendung, Elektrotherapie, Magnetfeldtherapie und Massagen gehören zum Repertoire der konservativen Therapie.

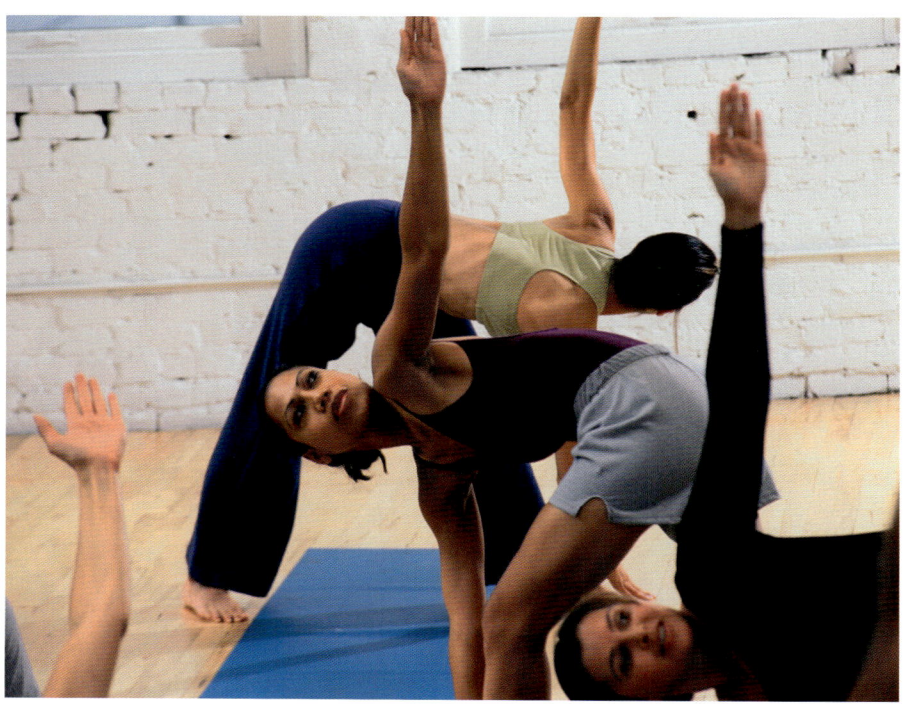

Andere Schulterverletzungen

Sie sind oft lange von Schmerzen begleitet und auch eine „einfache" Schulterprellung kann mit intensiver Physiotherapie verbunden sein.

Bei Brüchen in Oberarmkopfnähe oder bei Rissen der Rotatorenmanschette hängt es von verschiedenen Faktoren ab, ob eine Operation der konservativen Behandlung vorzuziehen ist. Die Entscheidung muss im Einzelfall getroffen werden. Die Symptome sind ähnlich wie bei einer Schultergelenkverrenkung, also Schmerzen und Bewegungseinschränkung, die Maßnahmen zur Erstversorgung sind ebenfalls gleich.

Anschließend ist eine intensive Heilgymnastik nötig, die sich oft über viele Wochen erstreckt, um die volle und schmerzfreie Beweglichkeit der Schulter wiederzuerlangen. Auch Kälteanwendung, Elektrotherapie, Magnetfeldtherapie und Massagen gehören zum Repertoire der konservativen Therapie.

Vorbeugung von Schulterverletzungen bzw. -überlastungen

▶ Gut trainierte Schultermuskulatur.

▶ Bei den ersten Anzeichen einer Überlastung der Schulter am besten eine Trainingspause einschieben, zumindest aber das Trainingspensum reduzieren. Sportarten wie Volley-, Basket-, Hand- oder Wasserball eine Zeit lang meiden.

▶ Manchmal ist ein zeitweiser Wechsel der Sportart dringend zu empfehlen.

▶ Generell hilft Vielseitigkeit und Abwechslung dabei, einseitige Überlastungsschäden zu vermeiden.

▶ Schulterschutz durch Bandagen bzw. Protektoren bei bestimmten Sportarten wie z.B. Eishockey.

Kopf
Plädoyer für den Helm

Jede Verletzung tut weh, stört die beruflichen und privaten Aufgaben, Vorhaben und Pläne mehr oder weniger, kürzer oder länger. Verletzungen am Kopf können ungleich dramatischere Folgen haben. Schäden an Augen, Ohren oder gar dem Gehirn können das Leben völlig verändern.

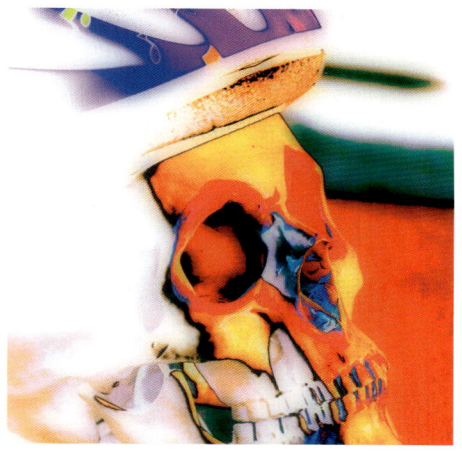

Auch wenn schwere Kopfverletzungen beim Sport selten sind, so muss ihnen und ihrer Vorbeugung im Hinblick auf ihre Gefährlichkeit doch besonderes Augenmerk geschenkt werden. Mountainbiker und Skifahrer sind hier ebenso gefährdet wie Reiter und Motorsportler. Leichtere Verletzungen wie Schädelprellungen, Rissquetschwunden, eine ausgebrochener Zahn oder ein Nasenbeinbruch sind nicht nur bei Kampfsportarten, sondern auch im Rahmen von Zusammenstößen und Stürzen häufig zu finden. Auch leichtere Wunden am Kopf bluten relativ stark, weil es hier so viele Blutgefäße gibt.

Ein Helm könnte zum Lebensretter werden. Außerdem haben die „Heferl" sich mittlerweile zu gestylten Accessoires für die verschiedensten Sportarten gemausert. Ein Argument mehr, sich einen – oder mehrere – Helme zuzulegen.

Den besten Schutz vor Kopfverletzungen bietet der Kopfschutz beim Boxen ebenso wie ein gut sitzender Fahrradhelm, ein passender Helm beim Reiten (hier ist der Anteil von Kopfverletzungen übrigens besonders hoch) und Eishockey oder ein Sturzhelm beim Abfahrtslauf und beim Motorsport. Auch ein Gesichtschutz, wie er bei manchen Sportarten vorgeschrieben ist, schützt vor Verletzungen.

Gehirnerschütterung

Eine leichte Prellung am Kopf, die eine unter Umständen fulminante Beule in allen Blauschattierungen nach sich zieht, ist mehr oder weniger die einzige Kopfverletzung – von Kratzern einmal abgesehen –, die man selbst behandeln kann, nämlich mit kalten Umschlägen. Aber schon bei einer leichten

Gehirnerschütterung ist Wachsamkeit sprich ärztliche Beobachtung dringend angeraten.

Symptome

Alle Schädelverletzungen jedoch, die mit

▶ noch so kurzer Bewusstlosigkeit,

▶ Erinnerungslücken,

▶ Übelkeit und Erbrechen,

▶ Seh- und/oder Hörstörungen,

▶ Schwindelzuständen/Problemen mit dem Gleichgewicht einhergehen, gehören auf alle Fälle genauer untersucht.

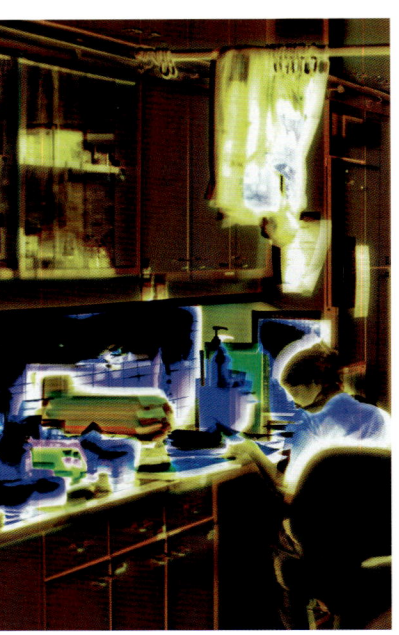

Was tun?

▶ Den Verletzten hinlegen und den Kopf hochlagern.

▶ Sofort zum Arzt.

Denn bei diesen Symptomen handelt es sich meist nicht mehr um eine unkomplizierte Prellung, sondern um eine Gehirnerschütterung (leichtes Schädel-Hirn-Trauma) oder noch schlimmer um eine Gehirnquetschung. Bei einer Gehirnerschütterung wird die Funktion der Gehirnzellen gestört – in den allermeisten Fällen glücklicherweise nur vorübergehend. Im Gewebe kommt es zu keinen Veränderungen, bei einer Gehirnquetschung hingegen sehr wohl.

Auch eine Schädelfraktur oder eine Blutung innerhalb des Schädels muss bei der ärztlichen Untersuchung mit Hilfe von Röntgenuntersuchungen, Computer- oder Kernspintomographie ausgeschlossen werden. Besonders zu beachten ist, dass die Symptome auch mit einer Verspätung von einigen Stunden oder Tagen auftreten können.

Aber auch mit Rissquetschwunden, Blutungen aus dem Ohr und nach Schlägen auf das Nasenbein ist ein Besuch beim Arzt dringend anzuraten.

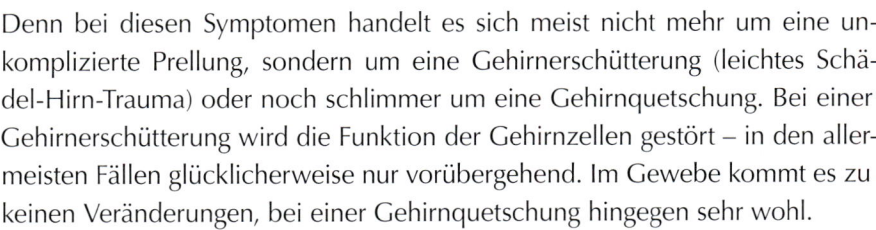

Behandlung

▶ Nach jeder Bewusstlosigkeit wird der Arzt den Betroffenen zur Beobachtung in ein Krankenhaus einweisen.

▶ Auch wenn es sich um eine leichte Gehirnerschütterung handelt, sollte man einige Tage auf mögliche Veränderungen bezüglich der beschriebenen Symptome und im Hinblick auf eine Veränderung der Bewusstseinslage (Orientierung, Erinnerung usw.) achten.

▶ Im Allgemeinen vergehen die Symptome nach einigen Tagen von selbst – körperliche und geistige Schonung vorausgesetzt.

▶ Es hat sich übrigens bewährt, zumindest die ersten Tage auf Fernsehen und Computerspiele zu verzichten, weil die „Flimmerkiste" das Gehirn besonders anstrengt.

Nasenbluten

Auch bei einem sonst folgenlosen Schlag auf die Nase kann ein Blutgefäß in der Nasenschleimhaut platzen und es kommt zu Nasenbluten.

Behandlung

▶ Kopf leicht nach vorne beugen und die Nasenflügel mit den Fingern 5 bis 10 Minuten zusammendrücken.

▶ Wenn das nicht genügt, eine Nasentamponade einführen. Behelfsweise tut es auch eine kleine Rolle aus einem Papiertaschentuch.

▶ Kühlender Umschlag oder Eis auf die Nase oder in den Nacken.

▶ Die nächsten 12 Stunden womöglich nicht mit Druck Nase putzen, damit sich die Wunde schließen kann.

Augenverletzungen

Fuß-, Tennis- oder Badmintonbälle können nicht nur spektakuläre Veilchen verursachen, in der Folge kann es zu Blutungen im Augapfel, aber auch zu einer Netzhautablösung kommen. Und kleine Bälle wie beim Squash oder Badminton haben dazu noch den Nachteil,

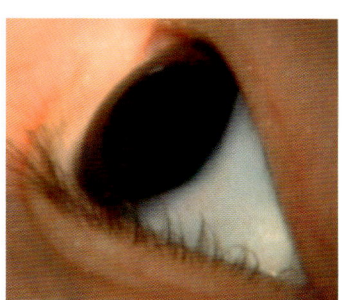

dass sie genau in die Augenhöhle passen und umso stärkere Wirkungen nach sich ziehen können. Skistöcke können im wahrsten Sinn des Wortes ins Auge gehen. Aber auch Kratzverletzungen durch Fingernägel oder Fremdkörper sind beim Sport relativ häufig.

Symptome

Unbedingt zum Arzt, wenn:

▶ Blutungen, Bluterguss im Auge,

▶ verschwommenes Sehen oder

▶ doppelt Sehen vorliegt,

▶ Gesichtsfeldausfälle, also „blinde Flecken" im Auge bestehen.

▶ Eine Schädigung der Hornhaut zeigt sich durch Schmerzen bei hellem Licht oder beim Schließen der Augen – ähnlich wie „Sand im Auge".

Was tun?

▶ Das Auge (wenn möglich beide Augen, da das verletzte die Bewegungen des gesunden Auges mitmacht) mit einem lockeren sterilen Verband abdecken.

▶ Wenn es gut tut, vorsichtig kühlen.

▶ Zum Arzt.

Behandlung

Sie richtet sich nach der Art der Verletzung, wobei ein spektakulärer Bluterguss ohne Verletzung des Augapfels („Veilchen") oft am wenigsten Behandlung braucht. Ohne weitere Komplikationen vergeht er innerhalb von 1 bis 2 Wochen von selbst.

Vorbeugung

▶ Schützende Sportbrillen tragen.

Bindehautentzündung

Chlorwasser bei Schwimmern wie auch UV-Strahlung der Sonne können zu meist harmlosen aber schmerzhaften Rötungen der ansonsten weißen Bindehäute führen. Dabei führen die Reizungen zu einer Erweiterung der Blutgefäße, die dann die Rotfärbung bedingen.

Symptome

▶ Brennen und Jucken.

▶ Häufig tränende Augen, aber auch trockene sind möglich.

Behandlung

▶ Augentropfen, die die Gefäße verengen.

▶ Sonnenbrillen tragen.

▶ Meist heilt eine Bindehautentzündung innerhalb einiger Tage ab.

▶ Wenn das nicht der Fall ist, einen Arzt aufsuchen.

Erste Hilfe für Zähne

Ausgeschlagene Zähne in eine Zahnbox, die im Sanitätshandel erhältlich ist, oder in einen sterilen Verband wickeln und auf dem schnellsten Weg zum Zahnarzt. In vielen Fällen können sie nämlich wieder eingesetzt werden.

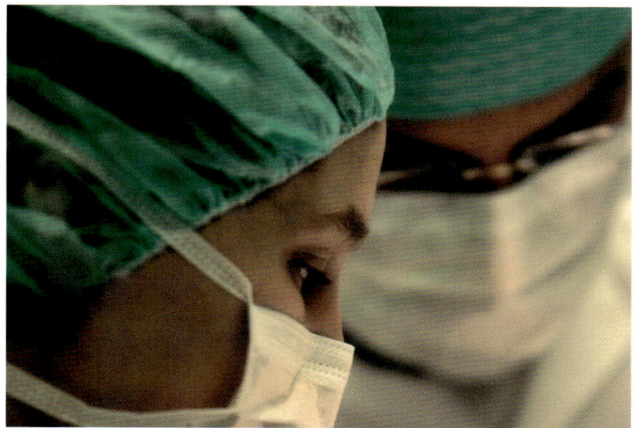

Finger
Strapazierte Bänder

Auf irgendeine Art und Weise spielen sie bei praktisch jedem Sport eine Rolle und im Sport werden sie auch dementsprechend häufig lädiert. Während blaue Nägel im Allgemeinen als „kleine Blessuren" gelten können (siehe das entsprechende Kapitel), gilt das für einen gebrochenen Finger freilich nicht (siehe Kapitel „Brüche") und in vielen Fällen auch nicht für Bandverletzungen an den Fingern.

Finger können bei jeder Sportart verletzt werden. Immer kann man stürzen oder irgendwo hängen bleiben. Sehr prominent: der Skidaumen. Besonders anfällig für Fingerverletzungen sind die Ballsportler: Volleyball-, Basketball- und Baseballspieler sowie die Männer im Fußballtor.

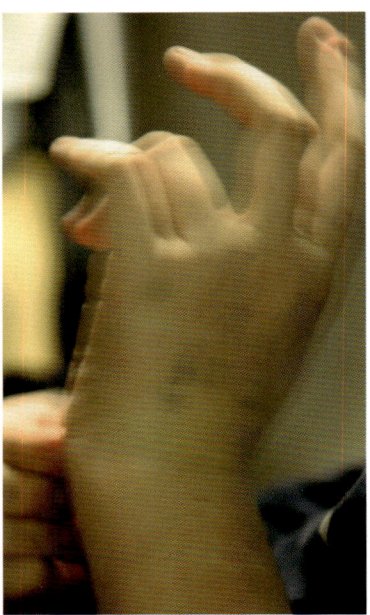

Skidaumen

Der Daumen ist über das Daumengrundgelenk mit der Hand verbunden. Das Daumengrundgelenk ist sehr beweglich und ermöglicht so den weiten „Aktionsradius" des Daumens. Bänder und Gelenkkapsel sorgen für die Stabilität, die zum Greifen nötig ist.

Als Skidaumen wird eine Verstauchung im Daumengrundgelenk oder ein Einriss oder Abriss des inneren Bandes des Daumengrundgelenks bezeichnet. Der Skidaumen ist die zweithäufigste Verletzung im Skisport und sowohl beim alpinen Skilauf als auch beim Skilanglauf sehr verbreitet. Dabei wird der Daumen, der den Skistock umfasst, beim Sturz abgespreizt und so das innere Seitenband (ulnar) verletzt.

Symptome

▶ Der Bereich des Daumengelenkes schwillt an und schmerzt vor allem an der Innenseite bei Bewegung – beim Nach-innen-Bewegen des Daumens – und auf Druck. Bei einer „normalen" Verstauchung des Daumens treten die Schmerzen eher dann auf, wenn er nach außen bewegt wird.

▶ Bei einem vollständigen Riss des Bandes ist das Gelenk auch instabil.

Was tun?

▶ Erstversorgung nach der PECH-Regel.

Behandlung - leichte Zerrung

Bei leichteren Beschwerden und stabilem Gelenk kann man sich selbst behandeln:

▶ Kälteanwendungen,

▶ kühlende Salbenverbände,

▶ Schonung des Gelenks.

Bei stärkerer schmerzhafter Bewegungseinschränkung und Schwellung muss der Arzt aufgesucht werden. Die klinische Prüfung der Gelenkstabilität, verbunden mit Röntgenuntersuchungen, ermöglicht eine exakte Diagnose. Manchmal kann erst eine Magnetresonanztomographie die Diagnose sichern und den Behandlungsweg vorgeben. Je nachdem, ob es sich um einen Ein- oder Abriss des inneren Bandes handelt, wird die Therapie gestaltet.

Behandlung - stärkere Beeinträchtigungen

Zerrung

▶ Ruhigstellung mit einer Schiene oder Tapen des Daumens bis zur Schmerzfreiheit, d.h. meist ein bis drei Wochen.

▶ Kühlende Salbenverbände.

Einriss

Ruhigstellung in einer Spezialschiene (Sporlastik) für ca. 4 Wochen.

Abriss

Ein Abriss kann das Band oder den knöchernen Bandansatz betreffen. Dann ist eine Operation angezeigt, die meist ambulant durchgeführt werden kann und am besten sofort durchgeführt wird. Wenn die beiden Enden des gerissenen Bandes nicht mehr aneinander zu liegen kommen, ist auf jeden Fall eine Operation angezeigt, um eine dauernde Instabilität zu verhindern. Auch im Anschluss an die Operation wird der Daumen für ca. 4 Wochen ruhig gestellt.

Nach der Ruhigstellung sollen Bewegungsübungen am besten mit Unterstützung durch einen Physio- oder Ergotherapeuten die volle Beweglichkeit dieses wichtigen Gelenkes wiederherstellen. Dabei können Massagen und Elektrotherapien zum Einsatz kommen, vor allem aber die Heilgymnastik mit speziellen Übungen für die Feinmotorik.

Um eine endgültige Festigkeit des Bandes zu sichern, muss der Daumen noch ca. 2 Wochen auch bei Alltagsaktivitäten mit einer abnehmbaren Schiene geschützt werden. Für sportliche Aktivitäten muss darüber hinaus noch für ca. 3 Monate für einen Schutz vor Überdehnung am besten mit Hilfe eines Tapeverbandes gesorgt werden.

Bandverletzungen der Fingermittelgelenke

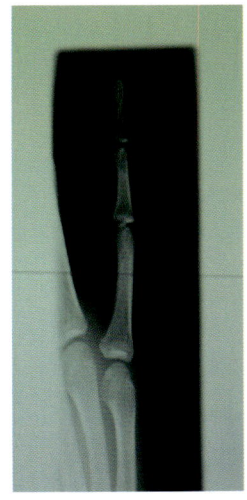

Die Gelenke zwischen den einzelnen Fingergliedern sind durch seitliche Bänder und durch die Gelenkkapsel fixiert. Auf der Innenseite der Hand werden die Gelenke durch die vorderen Kapselbänder und die kräftige Palmarplatte der Hand gefestigt.

Bandverletzungen an den Fingern treten beim Sport insgesamt sehr häufig, besonders aber bei Ballsportarten auf. Durch Gewalteinwirkung mit einem Ball können die seitlichen Bänder und das kräftige, knorpelige vordere Kapselband reißen, nicht selten in Verbindung mit Einrissen und Ausrissen der Gelenkkapsel. Manchmal kommt es auch zu Verrenkungen.

Symptome

▶ Blitzartig auftretende Schmerzen.

▶ Schwellung des betroffenen Gelenks.

▶ Deutlicher Druckschmerz über dem verletzten Bereich.

▶ Schmerzbedingte Schonhaltung mit gekrümmtem Finger.

▶ Bei einer Verrenkung in einem Fingergelenk abnormale Stellung des Fingers.

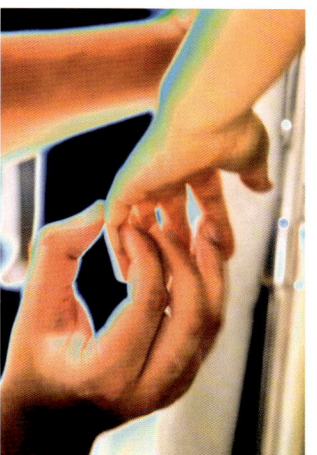

Was tun?

▶ Erstversorgung nach der PECH-Regel.

Behandlung - leichtere Verletzungen

Bei leichteren Beschwerden und stabilem Gelenk kann man sich selbst behandeln:

▶ Kälteanwendungen,

▶ kühlende Salbenverbände,

▶ Schonung des Gelenks.

Jeder intensivere Schmerzzustand gehört ärztlich abgeklärt.
Besonders Verrenkungen von Fingergelenken müssen, auch wenn sie durch einen Zug am Finger oft leicht noch am Unfallort eingerenkt werden können, einer Röntgenuntersuchung unterzogen werden. Nur so können schwere Begleitverletzung, wie z.B. Brüche, erkannt und rechtzeitig behandelt werden.

Behandlung - schwerere Verletzungen

▶ Die Bandverletzungen der Fingerzwischengelenke werden meist durch ca. 3-wöchige Ruhigstellung in einer Fingerschiene behandelt.

▶ Nach weiteren ca. 2 Wochen sollte die Beweglichkeit soweit wiederhergestellt sein, dass eine Belastung im Alltag möglich ist.

▶ An Physiotherapien kommen dabei vor allem Elektrotherapien und Heilgymnastik mit speziellen Übungen für die Feinmotorik zum Einsatz.

▶ Bei Ballspielen ist es angeraten, das Gelenk für weitere 2 bis 3 Monate zu schützen, z.B. mit einem Tapeverband.

Selbst bei richtiger und ausreichender Behandlung kann manchmal ein Restschaden mit chronisch verdicktem Fingergelenk und eingeschränkter Beweglichkeit zurückbleiben.

Rechter Ellbogen, von außen

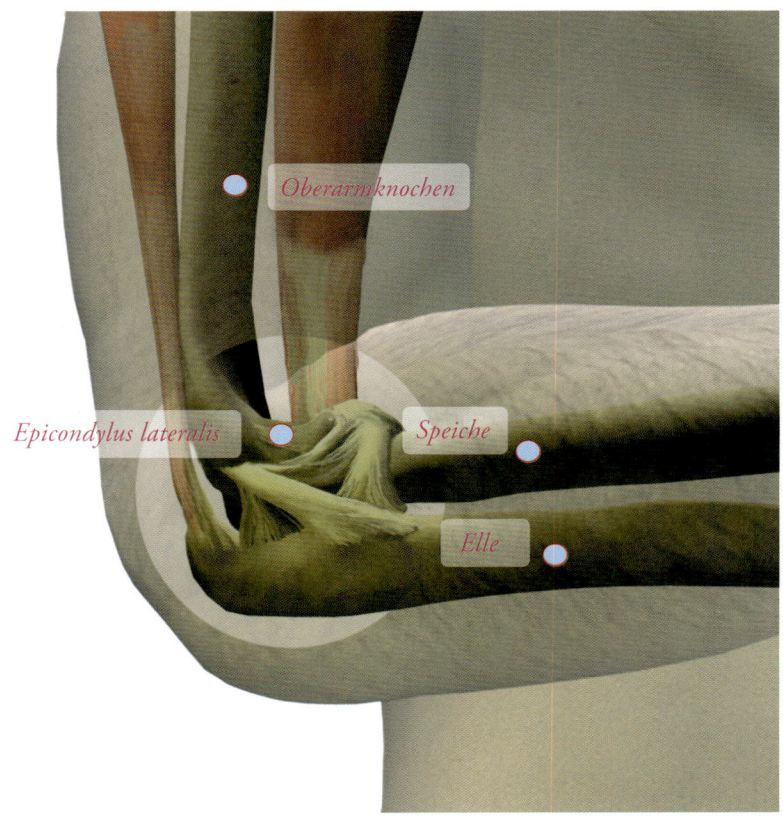

Oberarmknochen

Epicondylus lateralis

Speiche

Elle

Ellbogen

Tennisarm & Co.

Der bekannte „Tennisarm" müsste eigentlich „Tennisellbogen" heißen, denn was da Probleme macht, ist der eben dort gelegene Ursprung der Streckmuskulatur, die den Unterarm bewegt. Im Ellbogenbereich setzen auch die Muskeln an, mit denen das Handgelenk und die Finger gebeugt und gestreckt werden. In einem relativ kleinen Bereich am Oberarmknochen setzen relativ starke Muskeln an. Mediziner nennen diesen Bereich die Epicondylen und das Beschwerdebild dementsprechend Epicondylitis.

Damit ist klar: Immer wenn es im Sport um Schlagen oder Werfen geht, wird dieser Körperteil besonders beansprucht. Eine Überbelastung verbunden mit Abnutzungen, Entzündungen und kleinen Kalkablagerungen führen dann zu Schmerzen. Sie treten immer auf, wenn die betroffene Muskulatur angespannt und belastet wird und können so nachhaltig sein, dass schon das Händeschütteln zur Qual wird.

Der Ellbogen kann also besonders beim Tennis, Golf, Speerwerfen, Schießen, Rudern oder Krafttraining zum Schmerzzentrum werden. Dabei gibt es je nach Sportart einige feine Unterschiede in der Lage der Schmerzpunkte. Beim Tennisarm tritt die Reizung auf der Außenseite des Ellbogens auf (Epicondylitis radialis), beim Golf oder Speerwerfen im Bereich der Elle an der Innenseite des Unterarms, wo der Sehnenansatz überreizt ist (Epicondylitis ulnaris).

Tennisarm (Epicondylitis humeri radialis)

Die häufigsten Ursachen eines „Tennisarms": Überforderung, falscher Schläger, falsche Bewegungsabläufe, Spiel ohne Aufwärmen.

Symptome

▶ Schmerzen im Ellbogenbereich bei Bewegung der Finger und des Handgelenks unter Belastung (Greifen und Heben).

▶ Wenn die Hand mit den Handflächen nach unten auf dem Tisch liegt und man versucht, Zeige- und Mittelfinger trotz Widerstand zu heben, tut es auf der Außenseite des Ellbogens weh.

▶ Die Muskulatur im Ellbogenbereich ist empfindlich auf Druck.

▶ Bei besonders ausgeprägten Reizungen Schmerzen auch in Ruhe.

▶ Die Schmerzen können plötzlich auftreten, zum Beispiel nach einem intensiven Spiel, sie können sich aber auch allmählich entwickeln.

Was tun?

▶ Keinesfalls unter Schmerzen weiterspielen, wenn sie plötzlich auftreten.

▶ Wenn die Beschwerden einige Stunden oder am Tag nach dem Sport einsetzen (die leichteste Form des Tennisarms), eine Trainingspause von etwa 2 Wochen machen.

▶ Haben sich die Beschwerden dann noch nicht gebessert, einen Arzt aufsuchen.

ACHTUNG: Werden die Beschwerden übergangen, entwickelt sich sehr leicht ein chronischer Tennisarm.

Behandlung - leichte Formen

▶ In der akuten Phase 1 bis 2 Wochen lokale Kälteanwendung, später Wärme.

▶ Schonung und Ruhe für Hand und Ellenbogen.

▶ Entzündungshemmende Salben.

Hinter hartnäckigen Schmerzen am Ellbogen können lokale Entzündungen anderer Ursache stecken, nervenbedingte Schmerzen oder auch Tumore. Die Möglichkeiten der Behandlung sind vielfältig und werden vom Arzt nach individuellen Voraussetzungen ausgewählt. Bei schweren Formen kann eine monatelange Trainingspause notwendig sein.

Behandlung - hartnäckige Formen

▶ Wie bei leichten Formen plus:

▶ Bandage oder Spange (Epicondylitisspange) unterhalb des Ellbogens, um den Zug des Muskels vom Ansatz zu nehmen.

▶ Dehnungsübungen

▶ Schmerzstillende und entzündungshemmende Medikamente.

▶ Infiltration mit örtlichen Betäubungsmitteln und/oder Cortison.

▶ Physiotherapie mit Elektrotherapie (Mikrowellen), Laserbehandlung oder Querfriktionen, das ist eine spezielle Form der Massage, sowie Heilgymnastik.

▶ Eine Möglichkeit der konservativen Behandlung bei hartnäckigen Fällen: Stoßwellenbehandlung durch Ultraschall ähnlich wie bei einer Nierensteinzertrümmerung, wobei hier entzündungsbedingte Verkalkungen zerschlagen werden; Röntgenstrahlen, sie haben bei kurzer Einwirkungsdauer einen schmerzlindernden und entzündungshemmenden Effekt.

▶ Operation erst bei Versagen der konservativen Therapie nach einer Behandlungsdauer bis zu einem halben Jahr. Durch eine Entlastungsoperation am Muskelansatz oder eine Denervation des Muskelansatzes (der schmerzende Nerv wird ohne Funktionsverlust entfernt) kann meistens Schmerzfreiheit erzielt werden.

Vorbeugung Tennisarm

▶ Unterarmmuskulatur gezielt kräftigen.

▶ Vor dem Spiel aufwärmen, z.B. „warm" laufen.

▶ Stretching und Lockerungsübungen für die Muskulatur.

▶ Tennisschläger mit passendem Griff, passendem Gewicht und passender Bespannung (häufig zu hart!).

▶ Falsche Bewegungsmuster vom Tennislehrer korrigieren lassen.

▶ Langsamer Trainingsaufbau mit langsam ansteigender Spielbelastung.

▶ Kontrolle und Verbesserung der Schlagtechnik – besser eine Trainerstunde zu viel als zu wenig.

▶ Massagen für Arm und Schultergürtel.

▶ Tennisellbogen-Bandage oder -spange (Epicondylitis-Bandage) vorbeugend verwenden. Dadurch kommt es zu einer Entlastung des Sehnenansatzes.

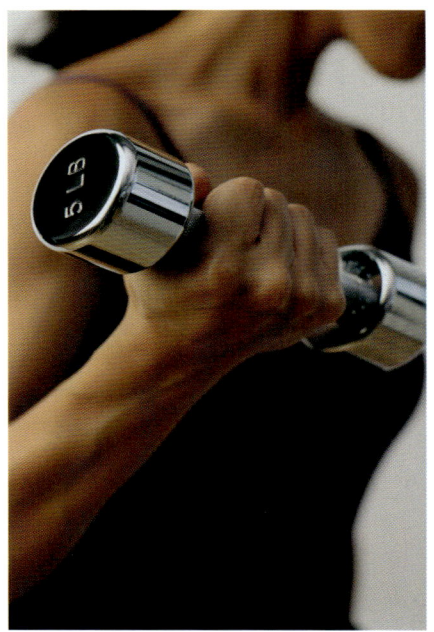

Golf- und Werferellbogen
(Epicondylitis humeri ulnaris)

Wie bei Tennisarm liegt die Ursache auch hier häufig in der Überforderung und in einer falschen Technik, wenn zum Beispiel beim Golfen der Schläger nicht richtig durchgeschwungen wird oder ständig am Boden aufschlägt. Diese Art der Beschwerden kommt aber auch bei Langläufern vor.

Bei Wurfsportarten gehen Ellbogenbeschwerden nicht selten mit Einrissen der Gelenkkapsel oder einem Ausriss der Sehne einher. Das heißt, dass sie ganz und gar nicht auf die leichte Schulter genommen werden dürfen.

Symptome

▶ Schmerzen an der Innenseite des Ellbogens im Bereich des Knochenvorsprunges an dem die Sehnen ansetzen.

▶ Ansonsten wie beim Tennisarm.

▶ Schmerzen im Bereich des inneren Ellenbogens bei:

▶ Beugung des Handgelenks,

▶ Drehung des Unterarms gegen Widerstand,

▶ Heben von schweren Dingen.

Behandlung
Wie beim Tennisarm.

Vorbeugung
Wie beim Tennisarm.

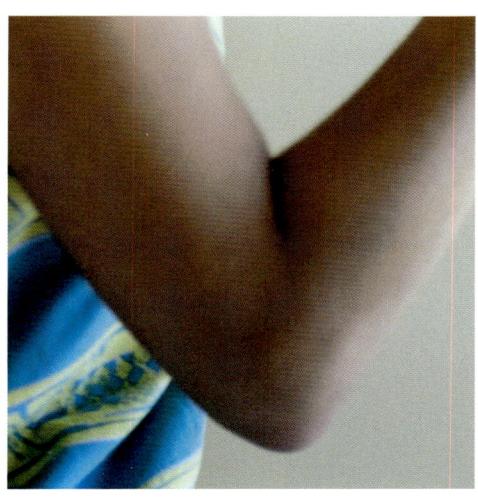

Glossar

Arthroskopie

Eine Arthroskopie (Gelenkspiegelung) dient sowohl zu diagnostischen Zwecken als auch als Operationsmethode, wobei sie zur alleinigen Diagnose nur in ganz bestimmten Fällen eingesetzt wird, da moderne nicht invasive Verfahren wie die Magnetresonanztomografie im Allgemeinen ausgezeichnete Informationen über den Zustand der Gelenke liefern. Umso größer wurde in den vergangenen Jahren die Bedeutung der Arthroskopie als Operationstechnik. Dabei handelt es sich um eine Art der „Knopflochchirurgie": Durch kleine Schnitte werden Videokamera und Operationswerkzeuge eingeführt. Die Belastung für den Körper ist deutlich geringer als bei einer großräumigen Öffnung des Gelenks, die Funktionsfähigkeit viel früher wieder erreicht. Haupteinsatzgebiete sind Knie und Schulter, wo verschiedene Knorpel- und Bandschäden auf diese Weise behoben werden können bzw. störende Ablagerungen entfernt.

Bänder

Die Verbindung von Knochen wird zum Teil über Muskeln, vor allem aber über Bänder hergestellt. Sie geben dem Gelenk Spielraum und gleichzeitig Halt. Sie dienen der Gelenkverstärkung und -führung. Bänder bilden mit den die Knochenenden überspannenden Gelenkkapseln eine feste Einheit. Die Gelenkkapseln sind aus kollagenen und elastischen Fasern aufgebaut und enthalten Gefäße und Nerven. Die Bänder bestehen auch aus kräftigen Bindegewebsfasern. Bei Bandverletzungen an Gelenken handelt es sich meist um Überdehnungen oder Einrisse. Häufig sind die doch bis zu einem gewissen Grad dehnbaren Bänder ganz durchgerissen, daher sind bei Bandverletzungen Operationen auch nicht immer notwendig. Einrisse von Bändern heilen, wenn auch langsam, aus.

Computertomografie

Die Computertomografie arbeitet mit Röntgenstrahlen, die so geführt werden, dass mit Hilfe leistungsstarker Computer Serien von Schichtbildern aus dem Körperinneren entstehen. Durch diese „Scheibchentechnik" bekommt man sehr detaillierte Informationen über innere Organe und Gewebe, die auch die räumlichen Verhältnisse wiedergeben. Mit Hilfe der Computertomografie werden vor allem Kopf, Hals, Lunge und Bauch untersucht, ihre ganz große Stärke liegt jedoch in der Abbildung von knöchernen Strukturen. Für die Sportmedizin hat sie daher vor allem für die Abklärung komplizierter Knochenbrüche eine große Bedeutung.

Konservative Therapie

Wenn jemand „konservativ" behandelt wird, heißt das nicht, dass altmodische Verfahren zum Einsatz kommen. Ganz im Gegenteil. Mit „konservativ" meinen Mediziner lediglich, dass bei der Behandlung kein Eingriff, also keine Operation notwendig bzw. sinnvoll ist.

Lokalanästhetika

Dabei handelt es sich um ein Betäubungsmittel, das nur in einem bestimmten Umkreis um die Injektionsstelle wirkt und die Schmerzempfindung verhindert oder in der Nähe von Nerven gespritzt die Nervenreizleitung dort unterbricht. Damit werden auch Schmerzreize nicht mehr weitergeleitet. Klassisches Beispiel: Die „Spritze" beim Zahnarzt.

Magnetresonanztomografie (MRT)/Kernspintomografie („Kernspin", NMR)

Bei der Magnetresonanztomografie wird der Körper wie bei der Computertomografie scheibchenweise durchfotografiert. Anstelle der Röntgenstrahlen kommen hier aber Magnetfelder zum Einsatz. Für den Menschen weder spürbar (außer ziemlich lauten Geräuschen des Geräts) noch schädlich, reagieren Atomteile im Körper doch auf das Magnetfeld. Diese Reaktion wird vom Gerät aufgezeichnet und in Bilder für den Arzt „übersetzt". Die Magnetresonanztomografie ist bisher unerreicht in der Genauigkeit bei der Abbildung der Weichteile des Körpers, innerer Organe und Gewebe.

Wegen des starken Magnetfelds ist besondere Vorsicht bei Patienten mit Metallimplantaten oder technischen Hilfsmitteln wie Herzschrittmacher geboten.

Sehnen

Sehnen bilden den Übergang von Muskeln zum Knochen und übertragen die Kraft vom nervengesteuerten Muskel zum Knochen. Aufgebaut sind Sehnen wie Bänder aus fasrigem Bindegewebe. Sehnen dehnen sich nicht, daher kann es im Fall einer Verletzung relativ schnell zu einem Riss kommen – der dann unvollständig oder vollständig sein kann und meist genäht werden muss.

Tetanus

Der Wundstarrkrampf wird durch Infektion mit dem Bakterium Clostridium tetani hervorgerufen. Diese Bakterien sind sehr verbreitet, ihre Dauerformen halten sich in Erde, Schmutz oder Staub jahrelang. Gefährlich für den Menschen sind sie dann, wenn sie über offene Wunden in den Körper gelangen. Clostridium tetani produziert einen Giftstoff, der zu Nervenlähmungen führt. Die Folge sind furchtbare Krämpfe, die von der Gesichtsmuskulatur auf Nacken und Rücken übergreifen und schließlich die Atemmuskulatur lähmen – und das alles bei vollem Bewusstsein.

Ultraschalluntersuchung/Sonografie

Ultraschall wird von den inneren Strukturen des Körpers mehr oder weniger reflektiert, von Flüssigkeiten durchgelassen. Das Gerät registriert die reflektierten Schallwellen und errechnet daraus ein Bild. Innere Organe und Gewebe können damit gut dargestellt werden, aber nicht in der Genauigkeit, wie sie ein Magnetresonanztomograf erreicht. Die üblichen Geräte liefern zweidimensionale Aufnahmen nach dem Prinzip eines Röntgen-bildes. Es gibt aber schon neuere Entwicklungen, die auch dreidi-mensionale Darstellungen ermöglichen.

Verrenkung

Bei einer Verrenkung oder Luxation werden die über ein Gelenk verbundenen Knochen verschoben. Sie treten dabei ganz oder teilweise aus der Gelenkspfanne heraus, gleiten relativ häufig aber spontan wieder hinein. Das geht zwangsweise mit einer schweren Beschädigung des Kapsel-Band-Apparates des Gelenks einher. Verrenkungen sind im Sport weniger häufig als die leich-tere Form der Gelenksverletzung, die Verstauchung.

Verstauchung

Bei einer Verstauchung oder Distorsion wird ein Gelenk über den vorgesehenen Spielraum hinaus bewegt. Je nach Ausmaß der Fehlbewegung spricht man von einer Überdehnung, Zerrung oder einem Riss des Kapsel-Band-Apparats. Verstauchungen kommen im Sport häufig vor.

Register

Abbildungsnachweis

PhotoAlto Beauty (Jean-Claude Marlaud): 77

PhotoAlto Feeling Beautyful (David Laurens): 59, 63

PhotoAlto Men & Health (Véra Atchou): 110

PhotoAlto Summer Beauty (Vincent Hazat): 57

PhotoAlto Urban Teens (Patrick Sheándell O'Carroll): 101

PhotoAlto Women and Health (Pierre Bourrier): 56

PhotoDisc Beauty and Health: 6, 7, 14, 37, 42, 46, 51, 52, 92, 135, 136

PhotoDisc Fitness and Well-Being: 3, 4, 13, 17, 18, 19, 20, 21, 22, 24 (oben), 24 (unten), 25, 27, 28, 30, 38, 44, 53, 54, 66, 68, 75, 78, 89, 103, 107, 123, 124, 127, 130, 134, 137, 151, 152

PhotoDisc Medicine Today: 120, 131

Polar: 16

Rotes Kreuz Österreich: 69

Dr. med. Gerhard Schied: 74, 82, 94, 112, 128, 148

Mag. Martin Schrampf: 5, 8, 9, 24 (mitte), 31, 33, 34, 41, 43, 47, 48, 49, 50, 65, 70, 72, 73, 79, 84, 85, 86, 87, 88, 90, 91, 93, 95, 96, 98, 99, 105, 106, 115, 116, 117, 121, 132, 133, 139, 140, 141, 143, 144, 146, 147

Siemens-Pressebild: 23